中医师承和确有专长人员考核实践技能模考金卷

主编　徐雅

全国百佳图书出版单位
中国中医药出版社
·北 京·

图书在版编目（CIP）数据

中医师承和确有专长人员考核实践技能模考金卷 /
徐雅主编 . —北京：中国中医药出版社，2023.7（2025.2重印）
ISBN 978 - 7 - 5132 - 8185 - 0

Ⅰ.①中… Ⅱ.①徐… Ⅲ.①中医师—资格考试—
习题集 Ⅳ.① R2-44

中国国家版本馆 CIP 数据核字（2023）第 094429 号

融合出版说明

本书为融合出版物，微信扫描右侧二维码，关注"悦
医家中医书院"微信公众号，即可访问相关数字化资
源和服务。

中国中医药出版社出版

北京经济技术开发区科创十三街 31 号院二区 8 号楼
邮政编码　100176
传真　010-64405721
河北省武强县画业有限责任公司印刷
各地新华书店经销

开本 787×1092　1/32　印张 12.5　字数 312 千字
2023 年 7 月第 1 版　2025 年 2 月第 3 次印刷
书号　ISBN 978 - 7 - 5132 - 8185 - 0

定价　59.00 元
网址　www.cptcm.com

服 务 热 线　010-64405510
购 书 热 线　010-89535836
维 权 打 假　010-64405753

微信服务号　**zgzyycbs**
微商城网址　**https://kdt.im/LIdUGr**
官 方 微 博　**http://e.weibo.com/cptcm**
天猫旗舰店网址　**https://zgzyycbs.tmall.com**

《中医师承和确有专长人员考核实践技能模考金卷》

编委会

　　传统医学师承出师考核（以下简称出师考核）和传统医学医术确有专长考核（以下简称确有专长考核）都包括临床实践技能／实际本领考核和综合笔试两部分，并安排在邻近的两天进行。综合笔试为 300 道选择题，总成绩是 300 分，180 分合格。临床实践技能／实际本领考核包括基本操作和临床答辩，基本操作占 40 分、临床答辩占 60 分，二者总分 100 分，60 分合格。由此可见，基本操作和临床答辩成绩的高低，直接影响考核的最终结果，因此历来被广大考生所重视。而基本操作和临床答辩如何设置、具体考查什么内容，在考试大纲中均未明确规定。因此，为了帮助全国考生更好地了解出师考核／确有专长考核基本操作和临床答辩的考试形式、考试内容、考试重点、答题技巧和评分标准等，使考生能够在准备实践技能／实际本领考核的时候有的放矢、事半功倍，特组织在国家执业医师考试和出师考核／确有专长考核培训一线的著名专家编写了本书。

　　本书严格按照国家中医药管理局颁发的《传统医学出师考核和确有专长考核大纲（试行）》（国中医药发〔2007〕47

号）进行编写。编者在对 2017～2022 年全国各地出师考核／确有专长考核基本操作和临床答辩考试真题大数据分析的基础上，针对考试的广度和深度，总结出近五年考试涉及的高频考点，编写了一定数量的模拟题，内容涵盖了考试热点和难点，体现了考试形式和特点。

本书分为两部分，第一部分是应试技巧，主要为读者讲解临床实践技能／实际本领考核的形式，分析临床实践技能／实际本领考核基本操作和临床答辩的内容和特点，以及每一部分的具体要求和评分标准，以便读者更全面地了解临床实践技能／实际本领考核，更好地适应考试，更有目的地准备考试。第二部分是模拟试题，完全模拟临床实践技能／实际本领考核中基本操作和临床答辩的内容和出题形式，基本操作设计了 45 号模拟题，临床答辩设置了 70 号考题，这些考试题均是在对历年考试真题大数据分析的基础上，从高频考点中抽取的，并且在每一题后面附有由权威专家给出的答案解析，供广大考生应试使用。本书的特别之处在于，重点突出了 2022 年实践技能／实际本领考核基本操作和临床答辩的最新变化和考试动向。

本书内容翔实，紧贴考试大纲，权威性强，适合参加传统医学出师考核和确有专长考核的考生复习备考使用。

编　者

2023 年 5 月

微信扫描二维码
获取本书数字资源
- 看视频学操作
- 中医好书推荐
- 线上交流平台
- 读者专属福利

目录

考试简介 ·· **001**
　一、考试性质 ······································001
　二、考核方式 ······································001
　三、临床实践技能 / 实际本领考核内容 ··········002
　四、临床实践技能 / 实际本领考核题量 ··········003
　五、临床实践技能 / 实际本领考核时间 ··········003
　六、考核合格标准 ·································004

第一部分　应试技巧

第一站　中医基本操作 ······························ **007**
　一、考试形式和分值分布 ·························007
　二、试题举例 ····································007

第二站　中医临床答辩 ······························ **010**
　一、考试形式和分值分布 ·························010
　二、试题举例 ····································010

第二部分 模拟试题

第一站 中医基本操作·················· **015**

01 号题········ 015	24 号题········ 061
02 号题········ 017	25 号题········ 063
03 号题········ 019	26 号题········ 065
04 号题········ 021	27 号题········ 067
05 号题········ 023	28 号题········ 069
06 号题········ 025	29 号题········ 071
07 号题········ 027	30 号题········ 073
08 号题········ 029	31 号题········ 075
09 号题········ 031	32 号题········ 077
10 号题········ 033	33 号题········ 079
11 号题········ 035	34 号题········ 081
12 号题········ 037	35 号题········ 083
13 号题········ 039	36 号题········ 085
14 号题········ 041	37 号题········ 087
15 号题········ 043	38 号题········ 089
16 号题········ 045	39 号题········ 091
17 号题········ 047	40 号题········ 093
18 号题········ 049	41 号题········ 095
19 号题········ 051	42 号题········ 097
20 号题········ 053	43 号题········ 099
21 号题········ 055	44 号题········ 101
22 号题········ 057	45 号题········ 103
23 号题········ 059	

第二站　中医临床答辩………………………………………… **105**

01 号题 ……… 105	27 号题 ……… 209
02 号题 ……… 109	28 号题 ……… 213
03 号题 ……… 113	29 号题 ……… 217
04 号题 ……… 117	30 号题 ……… 221
05 号题 ……… 121	31 号题 ……… 225
06 号题 ……… 125	32 号题 ……… 229
07 号题 ……… 129	33 号题 ……… 233
08 号题 ……… 133	34 号题 ……… 237
09 号题 ……… 137	35 号题 ……… 241
10 号题 ……… 141	36 号题 ……… 245
11 号题 ……… 145	37 号题 ……… 249
12 号题 ……… 149	38 号题 ……… 253
13 号题 ……… 153	39 号题 ……… 257
14 号题 ……… 157	40 号题 ……… 261
15 号题 ……… 161	41 号题 ……… 265
16 号题 ……… 165	42 号题 ……… 269
17 号题 ……… 169	43 号题 ……… 273
18 号题 ……… 173	44 号题 ……… 277
19 号题 ……… 177	45 号题 ……… 281
20 号题 ……… 181	46 号题 ……… 285
21 号题 ……… 185	47 号题 ……… 289
22 号题 ……… 189	48 号题 ……… 293
23 号题 ……… 193	49 号题 ……… 297
24 号题 ……… 197	50 号题 ……… 301
25 号题 ……… 201	51 号题 ……… 305
26 号题 ……… 205	52 号题 ……… 309

53 号题 ········ 313

54 号题 ········ 317

55 号题 ········ 321

56 号题 ········ 325

57 号题 ········ 329

58 号题 ········ 333

59 号题 ········ 337

60 号题 ········ 341

61 号题 ········ 345

62 号题 ········ 349

63 号题 ········ 353

64 号题 ········ 357

65 号题 ········ 361

66 号题 ········ 365

67 号题 ········ 369

68 号题 ········ 373

69 号题 ········ 377

70 号题 ········ 381

附：综合笔试应试技巧

一、考试形式和分值分布 ················· 387

二、试题举例 ······················· 387

考 试 简 介

一、考试性质

传统医学师承出师考核（以下简称出师考核）和传统医学医术确有专长考核（以下简称确有专长考核），是对传统医学师承和确有专长人员申请参加医师资格考试的资格评价和认定。

二、考核方式

出师考核包括临床实践技能考核和综合笔试；确有专长考核包括临床实际本领考核和综合笔试。

出师考核的临床实践技能考核，采取基本操作与临床答辩的方式；确有专长考核的临床实际本领考核，采取基本操作、临床答辩、居民和患者评议评价的方式（以下将出师考核的临床实践技能考核及确有专长考核的临床实际本领考核，统称为实践技能考核）。出师考核和确有专长考核的综合笔试，均采取闭卷考试方式。

三、临床实践技能／实际本领考核内容

1. 出师考核之临床实践技能

（1）基本操作：中医四诊、针灸、推拿、拔罐、常见急症针灸技术应用等中医临床技术。

（2）临床答辩

①中医基本理论知识（含中医经典有关内容）。

②中药的功效、应用、用法用量、使用注意等基本知识。

③中医临床常用方剂的功效、主治、组方原则、配伍意义、临床应用等基础知识。

④对指导老师学术思想、临床经验和技术专长的掌握水平以及应用能力。

2. 确有专长考核之临床实际本领

（1）基本操作

①中医四诊、针灸、推拿、拔罐等中医临床技术。

②中医独特诊疗技术。

（2）临床答辩（临床答辩结合本人专长）

①与专长有关的中医基本理论知识（含中医经典有关内容）。

②与专长有关的中药的功效、应用、用法用量、使用注意等基本知识。

③与专长有关的中医临床常用方剂的功效、主治、组方原则、配伍意义、临床应用等基础知识。

④中医独特诊疗技术的掌握与临床应用水平。

（3）评议评价：选30名居民和30名患者对确有专长人员技术专长进行评议评价。

四、临床实践技能 / 实际本领考核题量

临床实践技能考核及临床实际本领考核均为10道考题。

1. 出师考核之临床实践技能考核

（1）中医基本操作试题：4道。

（2）中医临床答辩试题：6道。

2. 确有专长考核之临床实际本领考核

（1）中医基本操作试题：4道。

（2）中医临床答辩试题：6道。

五、临床实践技能 / 实际本领考核时间

临床实践技能考核及临床实际本领考核均为30分钟。

（1）中医基本操作：10分钟。

（2）中医临床答辩：20分钟。

六、考核合格标准

（一）出师考核合格标准

1. 临床实践技能考核满分 100 分，达到 60 分为合格；综合笔试满分 300 分，达到 180 分为合格。

2. 临床实践技能考核和综合笔试均合格者，为出师考核合格。

（二）确有专长考核合格标准

1. 临床实际本领考核满分 100 分，达到 60 分为合格；综合笔试满分 300 分，达到 180 分为合格。

2. 居民和患者对确有专长人员技术专长的评议评价，70% 以上的居民和患者有疗效的，为合格。

3. 临床实际本领考核、综合笔试和居民患者评议均合格者，为确有专长考核合格。

（三）考试成绩保留时间

出师考核中的临床实践技能考核和确有专长考核中的临床实际本领考核合格成绩两年有效。

第一部分　应试技巧

第一站　中医基本操作

一、考试形式和分值分布

　　临床实践技能考核或临床实际本领考核，主要考查考生临床实际操作能力。中医基本操作是在被操作者或医用模具上进行，考查考生对中医望诊、切诊、闻诊、腧穴定位、针刺、艾灸、推拿、拔罐等中医技术的掌握情况。考生须根据要求动手操作，并回答考官提问。本站设置项目及所占分值见表1。

表 1　第一站基本情况

站次	项目	考试内容	考试分数	考试方法	考试时间
第一站 中医基本 操作	1	基本操作	10 分	实际操作 + 口述	10 分钟
	2	基本操作	10 分		
	3	基本操作	10 分		
	4	基本操作	10 分		

二、试题举例

　　1. 脉诊选指、布指。

　　2. 定喘、外关定位，定喘瘢痕灸。

　　3. 背部走罐法的操作。

4. 拿法的操作要领。

答题要求：根据你所抽题目的要求，采用边操作边口述的形式答题，时间 10 分钟。

答案解析：

1. 脉诊选指、布指。

（1）选指：医生用左手或右手的食指、中指和无名指三个手指指目诊察。指目是指尖和指腹交界棱起之处，是手指触觉较灵敏的部位。诊脉者的手指指端要平齐，即三指平齐，手指略呈弓形，与受诊者体表约呈 45° 为宜，这样的角度可以使指目紧贴于脉搏搏动处。

（2）布指：中指定关。医生先以中指按在掌后高骨内侧动脉处，然后食指按在关前（腕侧）定寸，无名指按在关后（肘侧）定尺。布指的疏密要与患者手臂长短和医生手指粗细相适应，如患者的手臂长或医者的手指较细，布指宜疏，反之宜密。定寸时可选取太渊穴所在位置，定尺时可考虑按寸到关的距离确定关到尺的距离以明确尺的位置。寸关尺不是一个点，而是一段脉管的诊察范围。

2. 定喘、外关定位，定喘瘢痕灸。

（1）定喘：在脊柱区，横平第 7 颈椎棘突下，后正中线旁开 0.5 寸。

（2）外关：在前臂后区，腕背侧远端横纹上 2 寸，尺骨与桡骨间隙中点。

（3）定喘瘢痕灸：①体位选取俯卧位，定取腧穴，充分暴露待灸部位。②对腧穴皮肤进行常规消毒，再将所灸穴位处涂以少量的大蒜汁或医用凡士林或少量清水。③将艾炷平稳放置于腧穴上，用线香点燃艾炷顶部，待其自燃，要求每个艾炷都要燃尽，除灰，更换新艾炷继续施灸，灸满规定壮数为止。④施灸中，当艾炷燃至底部，患者感觉局部灼痛难忍时，术者可用双手拇指在腧穴两旁用力按压，或在腧穴附近用力拍打，以减轻疼痛。⑤灸毕要在施灸处贴敷消炎药膏，用无菌纱布覆盖局部，外用胶布固定，以防感染。⑥灸后局部皮肤黑硬，周边红晕，继而起水疱，一般在 7 日左右局部出现无菌性炎症，其脓汁清稀色白，形成灸疮，灸疮 5 ～ 6 周自行愈合，留有瘢痕。

3. 背部走罐法的操作。

①选取俯卧位，充分暴露待拔腧穴。②选择大小适宜的玻璃罐。③在施术部位涂抹适量的润滑剂，如凡士林、水，也可选择红花油等。④先用闪火法将罐吸拔在施术部位上，然后用单手或双手握住罐体，在施术部位上下、左右往返推移。走罐时，可将罐口的前进侧的边缘稍抬起，另一侧边缘稍着力，以利于罐子的推拉。⑤反复操作，至施术部位红润、充血甚至瘀血为度。⑥起罐时，一手握罐，另一手用拇指或食指按压罐口周围的皮肤，使之凹陷，空气进入罐内，罐体自然脱下。

4. 拿法的操作要领。

以拇指和其余手指的指面相对用力，捏住施术部位肌肤并逐渐收紧、提起，腕关节放松。对治疗部位以拇指同其他手指的对合力进行轻重交替、连续不断的提捏。

第二站　中医临床答辩

一、考试形式和分值分布

第二站为中医临床答辩，主要考查考生就特定临床问题辨析回答，分析其中医基础知识的扎实度、逻辑的严密性、语言的流畅度、反应的灵敏度等，判断其中医思辨能力水平。具体内容及分值见表2。

表2　第二站基本情况

	项目	考试内容	考试分数	考试方法	考试时间
第二站 中医临床 答辩	1	中医临床答辩	10分	现场口述	20分钟
	2	中医临床答辩	10分		
	3	中医临床答辩	10分		
	4	中医临床答辩	10分		
	5	中医临床答辩	10分		
	6	中医临床答辩	10分		

二、试题举例

1. 试述根据五行的相生规律确立的治则和治法。

2. 滑脉的脉形特征及主病。

3. 试述五味子的功效、主治。

4. 补中益气汤的组成、功效、主治和配伍意义。

5. 崩漏的治疗原则和治崩三法。

6. 胃痛针灸治疗的主穴和配穴。

答题要求：根据你所抽题目的要求，进行口头回答，时间 20 分钟。

答案解析：

1. 试述根据五行的相生规律确立的治则和治法。

根据五行相生确立的治疗原则是"虚则补其母""实则泻其子"，治法包括滋水涵木法、益火补土法、培土生金法、金水相生法。

2. 滑脉的脉形特征及主病。

滑脉的特征：往来流利，应指圆滑，如珠走盘。主病：痰浊、食积、实热，或见于青壮年。

3. 试述五味子的功效、主治。

功效：收敛固涩，益气生津，补肾宁心。

主治病证：①久咳虚喘。②自汗，盗汗。③梦遗滑精，遗尿尿频。④久泻不止。⑤津伤口渴，消渴。⑥心悸，失眠，多梦。

4. 补中益气汤的组成、功效、主治和配伍意义。

方歌：补中益气芪参术，炙草升柴归陈助，清阳下陷能升举，气虚发热甘温除。

功用：补中益气，升阳举陷。

主治：脾胃气虚证；气虚下陷证；气虚发热证。

配伍特点：主以甘温，补中寓升，共成虚则补之、陷者升之、甘温除热之剂。

5. 崩漏的治疗原则和治崩三法。

治疗原则是急则治标，缓则治本。治崩三法：塞流、澄源、复旧。

6. 胃痛针灸治疗的主穴和配穴。

主穴：中脘、足三里、内关。

配穴：寒邪客胃，配胃俞；饮食伤胃，配梁门、下脘；肝气犯胃，配期门、太冲；瘀血停胃，配膈俞、三阴交；脾胃虚寒，配关元、脾俞、胃俞；胃阴不足，配胃俞、三阴交、内庭。

第二部分　模拟试题

第一站　中医基本操作

01 号题

1. 叙述并演示望面色的影响因素。

2. 叙述并演示留罐法的操作要领。

3. 胃俞、角孙的定位。

4. 内痔的问诊。

答题要求：根据你所抽题目的要求，边操作边口述，时间 10 分钟。

1. 叙述并演示望面色的影响因素。

（1）光线：应在自然光线（日光）下进行，无自然光线时，应在无色光线下进行。

（2）昼夜：白昼卫气浮于表，则面色光泽外映。黑夜卫气沉于里，则面色隐约内含。

（3）情绪：喜则面赤，怒则面青，忧则色沉，思则面黄，悲则泽减，恐则面白。

（4）饮食：酒后面红目赤，饱食荣润光泽，过饥泽减而少气。

2. 叙述并演示留罐法的操作要领。

①选取适宜体位，充分暴露待拔腧穴。②根据需要选用大小适宜的罐具。③用止血钳或镊子夹住 95% 的酒精棉球，点燃，使棉球在罐内壁中段绕 1～3 圈或短暂停留后迅速退出，迅速将罐扣在应拔的部位，即可吸住。④留罐时间，以局部皮肤红润、充血或瘀血为度，一般为 5～15 分钟。⑤起罐时，一手握罐，另一手用拇指或食指按压罐口周围的皮肤，使之凹陷，空气进入罐内，罐体自然脱下。

3. 胃俞、角孙的定位。

胃俞：在脊柱区，第 12 胸椎棘突下，后正中线旁开 1.5 寸。

角孙：在头部，耳尖正对发际处。

4. 内痔的问诊。

（1）现病史：①主症的时间、程度：便血的颜色？排便时是否有肿物脱出？能自行回纳，还是用手方能还纳？肛门有无异物感？有无诱发因素？②伴随症状：是否伴有疼痛？疼痛的性质、持续时间？肛周是否感觉潮湿、瘙痒？③诊疗经过：是否做过肛门指诊检查？是否确诊？是否治疗，怎样治疗，效果如何？

（2）其他病史：既往史、个人史、家族史、过敏史有无异常？

02 号题

1. 叙述并演示望小儿指纹的方法。
2. 叙述并演示走罐法的操作要领。
3. 犊鼻、中极的定位。
4. 叙述并演示拳推法的操作要领。

答题要求：根据你所抽题目的要求，边操作边口述，时间 10 分钟。

1. 叙述并演示望小儿指纹的方法。

诊察小儿食指络脉时,家长首先要抱着小儿面向光亮处,医生先用左手拇指、食指轻握小儿食指末端,找到食指络脉后,再以右手拇指的侧缘从命关向气关、风关推动数次,也就是从远端向近端推,或者说从指头向指根推。拇指推擦时力道要适中,用力不能太大也不能太小,也可以沾上一点清水,使食指络脉清晰地显露出来,以便于观察。

2. 叙述并演示走罐法的操作要领。

①选取适宜体位,充分暴露待拔腧穴。②选择大小适宜的玻璃罐。③在施术部位涂抹适量的润滑剂,如凡士林、水,也可选择红花油等润滑剂。④先用闪火法将罐吸拔在施术部位上,然后用单手或双手握住罐体,在施术部位上下、左右往返推移。走罐时,可将罐口的前进侧的边缘稍抬起,另一侧边缘稍着力,以利于罐子的推拉。⑤反复操作,至施术部位红润、充血甚至瘀血为度。⑥起罐时,一手握罐,另一手用拇指或食指按压罐口周围的皮肤,使之凹陷,空气进入罐内,罐体自然脱下。

3. 犊鼻、中极的定位。

犊鼻:在膝前区,髌骨下缘,在髌韧带外侧凹陷中。又名外膝眼。

中极:在下腹部,脐中下4寸,前正中线上。

4. 叙述并演示拳推法的操作要领。

手握实拳,以食指、中指、无名指及小指四指的近侧指间关节的突起部着力于施术部位,腕关节挺紧伸直,肘关节略屈,以肘关节为支点,前臂主动施力,向前呈单方向直线推进。

03 号题

1. 叙述并演示望舌的体位、伸舌的姿势。

2. 叙述并演示闪罐法的操作要领。

3. 太溪、太冲的定位。

4. 叙述并演示毫针捻转法的操作要领。

答题要求：根据你所抽题目的要求，边操作边口述，时间 10 分钟。

1. 叙述并演示望舌的体位、伸舌的姿势。

望舌时，医者姿势可略高于患者，以便俯视口舌部位。患者可以采用坐位或仰卧位，面向自然光线，头略扬起，自然地将舌伸出口外，舌体放松，舌面平展，舌尖略向下，尽量张口使舌体充分暴露。如伸舌过分用力，舌体紧张卷曲，或伸舌时间过久，都会影响舌体血液循环而引起舌色改变，或舌苔紧凑变样，或干湿度发生变化。

2. 叙述并演示闪罐法的操作要领。

①选取适宜体位，充分暴露待拔腧穴。②选择大小适宜的玻璃罐。③闪拔：用止血钳或镊子夹住95%的酒精棉球，点燃后使着火的棉球在罐内绕1～2圈，或短暂停留后迅速将火退出，并迅速将罐拔在施术部位。④再立即将罐起下，如此反复多次地拔住起下、起下拔住，直至施术部位皮肤潮红、充血或瘀血为度。⑤起罐时，一手握罐，另一手用拇指或食指按压罐口周围的皮肤，使之凹陷，空气进入罐内，罐体自然脱下。

3. 太溪、太冲的定位。

太溪：在踝区，内踝尖与跟腱之间的凹陷处。

太冲：在足背，第1、2跖骨间，跖骨底结合部前方凹陷中，或触及动脉搏动处。

4. 叙述并演示毫针捻转法的操作要领。

捻转法：是指将针刺入腧穴一定深度后，施予向前向后的捻转动作，使针在腧穴内反复前后来回旋转的行针手法，是毫针行针的基本手法。

操作要点：①消毒：腧穴皮肤、医生双手常规消毒。②刺入毫针：将毫针刺入腧穴一定深度。③实施捻转操作：针身向前向后持续均匀来回捻转，要保持针身在腧穴基点上左右旋转运动，如此反复地捻转。

04号题

1. 诊舌的方法。
2. 叙述并演示刺络拔罐法的操作要领。
3. 风门、太冲的定位。
4. 叙述并演示立掾法的操作要领。

答题要求：根据你所抽题目的要求，边操作边口述，时间 10 分钟。

1. 诊舌的方法。

望舌的顺序是先看舌尖，再看舌中、舌边，最后看舌根部。先看舌质，再看舌苔。再根据舌质、舌苔的基本特征，分项察看。望舌质，主要观察舌质的颜色、光泽、形状及动态等；察舌苔，重点观察舌苔的有无、色泽、质地及分布状态等。在望舌过程中，既要迅速敏捷，又要全面准确，尽量减少患者伸舌的时间，以免口舌疲劳。若一次望舌判断不准，可让患者休息片刻后，再重新望舌。根据临床需要，还可察看舌下静脉。

2. 叙述并演示刺络拔罐法的操作要领。

①选取适宜体位，充分暴露待拔腧穴。②选择大小适宜的玻璃罐备用。③消毒施术部位，刺络出血：医者戴消毒手套，用碘伏消毒施术部位，持三棱针（或一次性注射针头）点刺局部使之出血，或用皮肤针叩刺出血。④用闪火法留罐，留置 5 ～ 15 分钟后起罐。⑤起罐时不能迅猛，避免罐内污血喷射而污染周围环境。用消毒棉签清理皮肤上残存血液，清洗火罐后进行消毒处理。

3. 风门、太冲的定位。

风门：在脊柱区，第 2 胸椎棘突下，后正中线旁开 1.5 寸。

太冲：在足背，第 1、2 跖骨间，跖骨底结合部前方凹陷中，或触及动脉搏动处。

4. 叙述并演示立擦法的操作要领。

以第五掌指关节背侧为吸定点，以第四掌指关节至第五掌骨基底部与掌背尺侧缘形成的扇形区域为滚动着力面，腕关节略屈向尺侧，以肘关节为支点，前臂主动做推旋运动，带动腕关节做较大幅度的屈伸活动，使小指、无名指、中指及食指的掌指关节背侧在施术部位上持续不断地来回滚动。

05 号题

1. 叙述并演示刮舌与揩舌的操作要领。
2. 大椎、百会的定位。
3. 叙述并演示瘢痕灸的操作要领。
4. 叙述并演示掌推法的操作要领。

答题要求：根据你所抽题目的要求，边操作边口述，时间 10 分钟。

1. 叙述并演示刮舌与揩舌的操作要领。

（1）刮舌：可用消毒压舌板的边缘，以适中的力量，在舌面上由舌根向舌尖刮三五次。若刮之不去或刮而留有污质，多为里有实邪；刮之即去，舌体明净光滑者，多为虚证。

（2）揩舌：可用消毒纱布卷在食指上，蘸少许清洁水在舌面上揩抹数次。可用于鉴别舌苔有根无根，以及是否属于染苔。此外，还可以询问舌上味觉的情况，舌体是否有疼痛、麻木、灼辣等异常感觉，舌体运动是否灵活等，以协助诊断。

2. 大椎、百会的定位。

大椎：在脊柱区，第 7 颈椎棘突下凹陷中，后正中线上。

百会：在头部，前发际正中直上 5 寸。

3. 叙述并演示瘢痕灸的操作要领。

瘢痕灸又名化脓灸。操作要点：①定取腧穴，以仰卧位或俯卧位为宜，体位要舒适，充分暴露待灸部位。②对腧穴皮肤进行常规消毒，再将所灸穴位处涂以少量的大蒜汁或医用凡士林或少量清水。③将艾炷平稳放置于腧穴上，用线香点燃艾炷顶部，待其自燃，要求每个艾炷都要燃尽，除灰，更换新艾炷继续施灸，灸满规定壮数为止。④施灸中，当艾炷燃至底部，患者感觉局部灼痛难忍时，术者可用双手拇指在腧穴两旁用力按压，或在腧穴附近用力拍打，以减轻疼痛。⑤灸毕要在施灸处贴敷消炎药膏，用无菌纱布覆盖局部，外用胶布固定，以防感染。⑥灸后局部皮肤黑硬，周边红晕，继而起水疱，一般在 7 日左右局部出现无菌性炎症，其脓汁清稀色白，形成灸疮，灸疮 5～6 周自行愈合，留有瘢痕。

4. 叙述并演示掌推法的操作要领。

以掌根部着力于施术部位，腕关节略背伸，肘关节伸直，以肩关节为支点，上臂部主动施力，通过肘、前臂、腕，使掌根部向前方做单方向直线推进。

06 号题

1. 叙述并演示如何从听咳嗽声分辨病证的性质。

2. 腰阳关、十宣的定位。

3. 叙述并演示背部走罐法的操作要领。

4. 叙述并演示提插补法的操作要领。

答题要求：根据你所抽题目的要求，边操作边口述，时间 10 分钟。

1. 叙述并演示如何从听咳嗽声分辨病证的性质。

①咳声重浊沉闷而有力者，多为寒痰湿浊停聚于肺，属实证。②咳声轻清低微而无力者，多为久病肺气虚损所致，属虚证。③咳声不扬，痰稠色黄，不易咳出者，多为热邪犯肺，属热证。④咳有白痰，量多易出者，多为痰湿阻肺，属实证。⑤干咳无痰或少痰，多为燥邪犯肺或阴虚肺燥。⑥咳声短促，呈阵发性、痉挛性，连续不断，咳后有鸡鸣样回声，并反复发作者，为顿咳（百日咳），为风邪与痰热搏结所致，多见于儿科。⑦咳声如犬吠，伴有声音嘶哑，吸气困难，是肺肾阴虚，疫毒攻喉所致，多见于白喉。

2. 腰阳关、十宣的定位。

腰阳关：在脊柱区，第4腰椎棘突下凹陷中，后正中线上。

十宣：在手指，十指尖端，距指甲游离缘0.1寸（指寸），左右共10穴。

3. 叙述并演示背部走罐法的操作要领。

①选取俯卧位，充分暴露待拔腧穴。②选择大小适宜的玻璃罐。③在施术部位涂抹适量的润滑剂，如凡士林、水，也可选择红花油等。④先用闪火法将罐吸拔在施术部位上，然后用单手或双手握住罐体，在施术部位上下、左右往返推移。走罐时，可将罐口的前进侧的边缘稍抬起，另一侧边缘稍着力，以利于罐子的推拉。⑤反复操作，至施术部位红润、充血甚至瘀血为度。⑥起罐时，一手握罐，另一手用拇指或食指按压罐口周围的皮肤，使之凹陷，空气进入罐内，罐体自然脱下。

4. 叙述并演示提插补法的操作要领。

提插补法操作要点：①进针，行针得气。②先浅后深，重插轻提（针下插时速度宜快，用力宜重；提针时速度宜慢，用力宜轻），提插幅度小，频率慢。③反复提插。④操作时间短。

07 号题

1. 脉诊的体位和切脉的时间。
2. 商阳、内关的定位。
3. 叙述并演示按虚里的操作要领。
4. 叙述并演示一指禅推法的操作要领。

答题要求：根据你所抽题目的要求，边操作边口述，时间 10 分钟。

1. 脉诊的体位和切脉的时间。

（1）患者体位：诊脉时患者应取正坐位或仰卧位，前臂自然向前平展，与心脏置于同一水平，手腕伸直，手掌向上，手指微微弯曲，在腕关节下面垫一松软的脉枕，使寸口部位充分伸展，局部气血畅通，便于诊察脉象。

（2）切脉时间：一般每次诊脉每手应不少于1分钟，两手以3分钟左右为宜。诊脉时应注意每次诊脉的时间至少应在五十动，一则有利于仔细辨别脉象变化，再则切脉时初按和久按的指感有可能不同，对临床辨证有一定意义，所以切脉的时间要适当长些。

2. 商阳、内关的定位。

商阳：在手指，食指末节桡侧，指甲根角侧上方0.1寸。

内关：在前臂前区，腕掌侧远端横纹上2寸，掌长肌腱与桡侧腕屈肌腱之间。

3. 叙述并演示按虚里的操作要领。

（1）虚里位于左乳下第四、五肋间，乳头下稍内侧，即心尖搏动处，为诸脉所宗。

（2）虚里按诊时，一般患者采取坐位或仰卧位，医生位于患者右侧，用右手全掌或指腹平抚左乳下第四、五肋间，乳头下稍内侧的心尖搏动处，并调节压力，注意诊察其动气之强弱、至数和聚散等。

（3）探索虚里搏动的情况，可以了解宗气的强弱，病之虚实，预后之吉凶。正常情况下，虚里按之应手，动而不紧，缓而不急，为健康之征。虚里搏动微弱为不及，属宗气内虚。虚里动而应衣为太过，属宗气外泄。

4. 叙述并演示一指禅推法的操作要领。

用拇指指端、螺纹面或偏峰着力于一定位或经络穴位上，沉肩垂肘，以腕关节悬屈，运用腕间的摆动带动拇指关节的屈伸活动，以使之产生的功力轻重交替、持续不断地作用于经络穴位上。

08 号题

1. 脉诊的选指布指。
2. 血海、昆仑的定位。
3. 叙述并演示三指揉法的操作要领。
4. 叙述并演示掌按法的操作要领。

答题要求：根据你所抽题目的要求，边操作边口述，时间 10 分钟。

1. 脉诊的选指布指。

（1）选指：医生用左手或右手的食指、中指和无名指三个手指指目诊察。指目是指尖和指腹交界棱起之处，是手指触觉较灵敏的部位。诊脉者的手指指端要平齐，即三指平齐，手指略呈弓形，与受诊者体表约呈 45° 为宜，这样的角度可以使指目紧贴于脉搏搏动处。

（2）布指：中指定关。医生先以中指按在掌后高骨内侧动脉处，然后食指按在关前（腕侧）定寸，无名指按在关后（肘侧）定尺。布指的疏密要与患者手臂长短和医生手指粗细相适应，如患者的手臂长或医者的手指较细，布指宜疏，反之宜密。定寸时可选取太渊穴所在位置，定尺时可考虑按寸到关的距离确定关到尺的距离以明确尺的位置。寸关尺不是一个点，而是一段脉管的诊察范围。

2. 血海、昆仑的定位。

血海：在股前区，髌底内侧端上 2 寸，当股内侧肌隆起处。简便取穴法：患者屈膝，医生以左手掌心按于患者右膝髌骨上缘（或者右手掌心按于患者左膝髌骨上缘），第 2 ～ 5 指向上伸直，拇指约成 45° 斜置，拇指尖下是穴。

昆仑：在踝区，外踝尖与跟腱之间的凹陷中。

3. 叙述并演示三指揉法的操作要领。

施术者食、中、无名指并拢，三指螺纹面着力，腕关节微屈，用三指螺纹面着力于腧穴，以肘关节为支点，前臂做主动运动，通过腕关节使三指螺纹面在施术部位上做轻柔的小幅度的环旋或上下、左右运动，频率每分钟 120 ～ 160 次。

4. 叙述并演示掌按法的操作要领。

①以单手或双手掌面置于施术部位，以肩关节为支点，利用身体上半部的重量。②通过上、前臂传至手掌部，垂直向下按压。③当按压力达到所需的力度后，要稍停片刻，然后松劲撤力，再做重复按压。④使按压动作既平稳又有节奏性。

09 号题

1. 脉诊的运指手法。
2. 至阴、悬钟的定位。
3. 叙述并演示抖上肢法的操作要领。
4. 叙述并演示拇指揉法的操作要领。

答题要求：根据你所抽题目的要求，边操作边口述，时间 10 分钟。

1.脉诊的运指手法。

运指是医生运用指力的轻重、挪移及布指变化以体察脉象。常用的指法有：①举法：是指医生用较轻的指力，按在寸口脉搏搏动部位，以体察脉搏部位的方法。亦称"轻取"或"浮取"。②按法：是指医生用较重的指力，甚至按到筋骨，体察脉象的方法。此法又称"重取"或"沉取"。医生手指用力适中，按至肌肉以体察脉象的方法称为"中取"。③寻法：是指切脉时指力从轻到重，或从重到轻，左右推寻，调节最适当指力的方法。在寸口三部细细寻找脉动最明显的部位，统称寻法，以捕获最丰富的脉象信息。④循法：是指切脉时三指沿寸口脉长轴循行，诊察脉之长短，比较寸关尺三部脉象的特点。⑤总按：即三指同时用力诊脉的方法。从总体上辨别寸关尺三部和左右两手脉象的形态、脉位的浮沉等。总按时一般指力均匀，但亦有三指用力不一致的情况。⑥单诊：用一个手指诊察一部脉象的方法。主要用于分别了解寸、关、尺各部脉象的形态特征。

2.至阴、悬钟的定位。

至阴：在足趾，小趾末节外侧，趾甲根角侧后方 0.1 寸（指寸）。

悬钟：在小腿外侧，外踝尖上 3 寸，腓骨前缘。

3.叙述并演示抖上肢法的操作要领。

受术者取坐位或站立位，肩臂部放松。术者站在其前外侧，身体略为前倾。用双手握住其腕部，慢慢将被抖动的上肢向前外方抬起至 60° 左右，然后两前臂微用力做连续的小幅度上下抖动，使抖动所产生的抖动波呈波浪般地传递到肩部。或术者以一手按其肩部，另一手握住其腕部，做连续不断的小幅度上下抖动，抖动中可结合被操作肩关节的前后方向活动。此法又称上肢提抖法。

4.叙述并演示拇指揉法的操作要领。

①是以拇指螺纹面着力于施术部位，余四指置于相应的位置以支撑助力。②腕关节微悬，拇指及前臂部主动施力。③使拇指螺纹面在施术部位上做轻柔的环旋揉动。④频率每分钟 120～160 次。

10 号题

1. 诊小儿脉方法。
2. 肩髃、通里的定位。
3. 叙述并演示雀啄灸的操作要领。
4. 叙述并演示掌根揉法的操作要领。

答题要求：根据你所抽题目的要求，边操作边口述，时间 10 分钟。

1. 诊小儿脉方法。

小儿寸口部位甚短，一般用"一指（拇指或食指）定关法"，不必细分寸、关、尺三部。具体操作方法是：用左手握住小儿的手，对 3 岁以下的小儿，可用右手大拇指按于小儿掌后高骨部脉上，不分三部，以定至数为主。对 3～5 岁的小儿，则以高骨中线为关，以一指向两侧转动以寻察三部。6～8 岁小儿，则可挪动拇指诊三部。9～10 岁，可以次第下指，依寸、关、尺三部诊脉。10 岁以上，可按成人三部脉法进行辨析。

2. 肩髃、通里的定位。

肩髃：在三角肌区，肩峰外侧缘前端与肱骨大结节两骨间凹陷中。

通里：在前臂前区，腕掌侧远端横纹上 1 寸，尺侧腕屈肌腱的桡侧缘。

3. 叙述并演示雀啄灸的操作要领。

①选取适宜体位，充分暴露待灸腧穴。②点燃艾卷：选用纯艾卷，将其一端点燃。③术者手持艾卷的中上部，将艾卷燃烧端对准腧穴，像麻雀啄米样一上一下移动，使艾卷燃烧端与皮肤的距离远近不一。动作要匀速，起落幅度应大小一致。④燃艾施灸，如此反复操作，给予施灸局部以变量刺激。若遇到小儿或局部知觉减退者，术者应以食指和中指，置于施灸部位两侧，通过术者的手指来测知患者局部受热程度，以便随时调节施灸时间和距离，防止烫伤。⑤把握灸量：灸至皮肤出现红晕，有温热感而无灼痛为度，一般灸 10～15 分钟。⑥灸毕熄灭艾火。

4. 叙述并演示掌根揉法的操作要领。

①肘关节微屈，腕关节放松并略背伸。②手指自然弯曲，以掌根部附着于施术部位。③以肘关节为支点，前臂做主动运动，带动腕及手掌连同前臂做小幅度的回旋揉动，并带动该处的皮下组织一起运动。④频率每分钟 120～160 次。

11 号题

1. 小儿急性腮腺炎的问诊。
2. 翳风、神阙的定位。
3. 叙述并演示抖下肢法的操作要领。
4. 叙述并演示刮法的操作要领。

答题要求：根据你所抽题目的要求，边操作边口述，时间 10 分钟。

1. 小儿急性腮腺炎的问诊。

（1）现病史：①主症的时间、程度：发热和腮部肿胀疼痛出现的时间？腮部肿胀疼痛是单侧还是双侧？疼痛跟进食是否有关？有无急性腮腺炎患者接触史？②伴随症状：发热时是否有恶寒表现？有无汗出？有无口渴？有无头痛、呕吐、四肢抽搐和颈项僵直？神志是否清楚？男孩有无睾丸肿痛？女孩有无一侧少腹（附件）疼痛？③诊疗经过：是否进行过相关检查？确诊急性腮腺炎否？口服抗病毒西药或中药否，治疗效果如何？

（2）其他病史：既往史、个人史、家族史、过敏史有无异常？

（3）预防接种史：预防接种情况如何？是否全程接种？尤其是麻腮风疫苗是否接种过？

2. 翳风、神阙的定位。

翳风：在颈部，耳垂后方，乳突下端前方凹陷中。

神阙：在脐区，脐中央。

3. 叙述并演示抖下肢法的操作要领。

受术者仰卧位，下肢放松。术者站其足端，用双手分别握住受术者两足踝部，将两下肢抬起，离开床面 30cm 左右，然后上臂、前臂同时施力，做连续的小幅度上下抖动，使其下肢及髋部有舒松感。两下肢可同时操作，亦可单侧操作。

4. 叙述并演示刮法的操作要领。

刮法是指毫针刺入一定深度后，经气未至，以拇、食指的指腹抵住针尾，用拇指、食指或中指指甲，由下而上或由上而下频频刮动针柄的方法。

操作要点：①进针后刺入一定深度。②用拇指指腹或食指指腹轻轻抵住针尾。③用食指指甲或拇指指甲频频刮动针柄，可由针根部自下而上刮，也可由针尾部自上而下刮，使针身产生轻度震颤。④反复刮动数次。

12 号题

1. 胸痹的问诊。
2. 血海、曲池的定位。
3. 叙述并演示指按法的操作要领。
4. 叙述并演示豹纹刺的操作要领。

答题要求：根据你所抽题目的要求，边操作边口述，时间 10 分钟。

1. 胸痹的问诊。

（1）现病史：①主症的时间、程度：疼痛的部位是在胸骨后还是心前区？疼痛是闷痛、刺痛还是冷痛？持续的时间长短，是几分钟还是十几分钟甚至半小时以上？疼痛是否放射到肩背部？疼痛有无诱发因素，如与生气、受寒、饱食等有关？疼痛能否自行缓解？以往有无类似发作？②伴随症状：是否伴有痰多气短、肢体沉重？有无心悸气短，动则益甚，倦怠乏力？大小便如何？睡眠是否正常？③诊疗经过：是否做过心电图、心肌酶等相关检查？是否确诊？服用硝酸甘油或复方丹参滴丸否？如已服用，效果如何？

（2）其他病史：既往史、个人史、家族史、过敏史有无异常？

2. 血海、曲池的定位。

血海：在股前区，髌底内侧端上 2 寸，当股内侧肌隆起处。简便取穴法：患者屈膝，医者以左手掌心按于患者右膝髌骨上缘（或者右手掌心按于患者左膝髌骨上缘），第 2 ~ 5 指向上伸直，拇指约成 45° 斜置，拇指尖下是穴。

曲池：在肘区，尺泽与肱骨外上髁连线中点。

3. 叙述并演示指按法的操作要领。

以拇指螺纹面着力于施术部位，余四指张开，置于相应位置以支撑助力，腕关节屈曲 40° ~ 60°。拇指主动用力，垂直向下按压。当按压力达到所需的力度后，要稍停片刻，然后松劲撤力，再做重复按压，使按压动作既平稳又有节奏性。

4. 叙述并演示豹纹刺的操作要领。

三棱针散刺法，又称豹纹刺。操作要点：①选取适宜体位，充分暴露待针腧穴。②医者戴消毒手套。③穴区皮肤常规消毒。④根据病变部位大小，由病变外缘呈环形向中心部位进行点刺，一般点刺 10 ~ 20 针。⑤点刺后，可见点状出血，若出血不明显，可加用留罐法以增加出血量，放出适量血液（或黏液）。⑥用消毒干棉球按压针孔，部位面积较大时，可以敷无菌敷料。

13 号题

1.女，19岁，经血淋漓不尽，纳呆便溏的问诊。

2.昆仑、迎香的定位。

3.叙述并演示平补平泻法的操作要领。

4.叙述并演示大鱼际揉法的操作要领。

答题要求：根据你所抽题目的要求，边操作边口述，时间10分钟。

1. 女，19 岁，经血淋漓不尽，纳呆便溏的问诊。

（1）现病史：①主症的时间、程度：月经淋漓不尽持续的时间？经血的颜色、质地和经量如何？纳呆便溏出现的时间？是否有诱发因素？②伴随症状：是否神疲气短？有无面浮肢肿、小腹空坠？有无四肢不温？是否有潮热盗汗？是否心烦口干？是否伴有失眠多梦？是否有心悸不宁？③诊疗经过：是否进行过激素六项、基础体温、宫颈黏液等相关检查？是否确诊？有无治疗？怎样治疗？效果如何？

（2）其他病史：既往史、个人史、家族史、过敏史等有无异常？既往有无崩漏史？有无口服避孕药或其他激素史？有无内科出血病史？

（3）月经史：初潮年龄、既往月经来潮情况等。

2. 昆仑、迎香的定位。

昆仑：在踝区，外踝尖与跟腱之间的凹陷中。

迎香：在面部，鼻翼外缘中点旁，当鼻唇沟中。

3. 叙述并演示平补平泻法的操作要领。

①进针，行针得气。②施予均匀的提插、捻转手法，即每次提插的幅度、捻转的角度要基本一致，频率适中，节律和缓，针感强弱适当。

4. 叙述并演示大鱼际揉法的操作要领。

①沉肩垂肘，腕关节放松，呈微屈或水平状。②大拇指内收，四指自然伸直，用大鱼际附着于施术部位上。③以肘关节为支点，前臂做主动运动，带动腕关节摆动。④使大鱼际在治疗部位上做轻缓柔和的上下、左右或轻度环旋揉动，并带动该处的皮下组织一起运动。⑤频率每分钟 120 ～ 160 次。

14号题

1. 心悸、胸闷伴下肢浮肿的问诊。
2. 神庭、后溪的定位。
3. 叙述并演示三棱针刺络法的操作要领。
4. 叙述并演示拇指端推法的操作要领。

答题要求：根据你所抽题目的要求，边操作边口述，时间10分钟。

1. 心悸、胸闷伴下肢浮肿的问诊。

（1）现病史：①主症的时间、程度：患者自觉心搏异常，或快速，或缓慢，或跳动过重，或忽跳忽止，持续的时间？发作有无规律？有无诱发因素？胸闷和下肢水肿出现的时间？水肿的性质是按之随手而起还是按之凹陷如泥？②伴随症状：是否伴有咳嗽咳痰？夜间是否有呼吸困难？是否伴有腹胀？食欲如何？是否伴有形寒肢冷？有无恶心、欲吐、流涎？有无自汗、盗汗？是否伴有头痛、头晕？睡眠如何？是否有口渴？饮水情况如何？二便如何？③诊疗经过：是否进行过心电图、心功能、超声心动等检查？是否确诊？是否治疗，怎样治疗，效果如何？

（2）其他病史：既往史、个人史、家族史、过敏史等有无异常？既往是否有高血压、冠心病病史？

2. 神庭、后溪的定位。

神庭：在头部，前发际正中直上 0.5 寸。

后溪：在手内侧，第 5 指掌关节尺侧近端赤白肉际凹陷中。

3. 叙述并演示三棱针刺络法的操作要领。

①选择适宜的体位，确定血络。②医者戴消毒手套。③肘、膝部静脉处放血时，一般要捆扎皮管。将橡皮管结扎在针刺部位的上端（近心端），以使血络怒张显现，其他部位则不方便结扎。为使血络充盈，也可轻轻拍打血络处。④将血络处皮肤严格消毒。⑤一手拇指按压在被刺部位的下端，使血络位置相对固定，一手持针，对准针刺部位，顺血络走向，斜向上与之呈 45° 左右刺入，以刺穿血络前壁为度，一般刺入 2～3mm，然后迅速出针。⑥根据病情需要，使其流出一定量的血液，也可轻轻按压静脉上端，以助瘀血外出。⑦松开橡皮管，待出血自然停止。⑧以消毒干棉球按压针孔，并以75% 酒精棉球清除创口周围的血液。

4. 叙述并演示拇指端推法的操作要领。

①以拇指端着力于施术部位或穴位上，余四指置于对侧或相应的位置以固定。②腕关节屈并向尺侧偏斜，拇指及腕部主动施力。③向拇指端方向呈短距离单向直线推进。

15 号题

1.患者突然发生口眼㖞斜、肌肤不仁的问诊。

2.委中、水沟的定位。

3.叙述并演示拇指前位捏脊法的操作要领。

4.叙述并演示肘推法的操作要领。

答题要求：根据你所抽题目的要求，边操作边口述，时间 10 分钟。

1. 患者突然发生口眼㖞斜、肌肤不仁的问诊。

（1）现病史：①主症的时间、程度：口眼㖞斜、肌肤不仁持续的时间？有无诱发因素，如受凉、生气等因素？②伴随症状：发病之前有无头晕、头痛、肢体一侧麻木等先兆症状？有无一侧肢体的偏瘫？有无意识丧失？是否手足麻木？有无口角流涎、舌强语謇？有无手足拘挛、关节酸痛？有无耳后疼痛？有无大汗淋漓、目闭口开、手撒遗尿？有无手足厥冷？大便是否秘结？③诊疗经过：是否进行过头颅 CT 检查？是否查过血常规？是否确诊？是否治疗，怎样治疗，效果如何？应用过何种药物？

（2）其他病史：既往史、个人史、家族史、过敏史等有无异常？是否有高血压病史？是否有高脂血症？是否有糖尿病？

2. 委中、水沟的定位。

委中：在膝后区，腘横纹中点。

水沟：在面部，人中沟的上 1/3 与中 1/3 交点处。

3. 叙述并演示拇指前位捏脊法的操作要领。

双手半握空拳状，腕关节略背伸，以食、中、无名和小指的背侧置于脊柱两侧，拇指伸直前按，并对准食指中节处，以拇指的螺纹面和食指的桡侧缘将皮肤捏起，并进行提捻，然后向前推行移动。在向前移动捏脊的过程中，两手拇指要交替前按，同时前臂要主动用力，推动食指桡侧缘前行，两者互为配合，从而交替捏提捻动前行。

4. 叙述并演示肘推法的操作要领。

①屈肘，以肘关节尺骨鹰嘴突起部着力于施术部位。②另一侧手臂抬起，以掌部扶握屈肘侧拳顶以固定助力。③以肩关节为支点，上臂部主动施力，做较缓慢的单方向直线推进。

16 号题

1. 咳嗽、咳痰的问诊。
2. 足三里、三阴交的定位。
3. 叙述并演示三指推法的操作要领。
4. 叙述并演示太乙针灸的操作要领。

答题要求：根据你所抽题目的要求，边操作边口述，时间 10 分钟。

1. 咳嗽、咳痰的问诊。

（1）现病史：①主症的时间、程度：咳嗽出现及持续的时间？咳声清脆还是紧闷？咳嗽是夜间还是清晨较重？咳痰的颜色、质地、难易程度如何？发作是否有诱因，如跟冷空气、异味、过食甜咸等有关？②伴随症状：是否伴有恶寒发热？有无咯血或痰中带有血丝？有无胸闷、脘痞、呕恶、食少、体倦、大便溏？是否胸胁胀满、咳时引痛、面赤？有无口干而黏、欲饮水？是否伴有胁肋胀痛？是否伴有潮热盗汗？是否伴有形体肥胖？③诊疗经过：是否进行过胸透或 X 线检查？是否查过血常规？是否确诊？是否治疗，怎样治疗，效果如何？

（2）其他病史：既往史、个人史、家族史、过敏史等有无异常？

2. 足三里、三阴交的定位。

足三里：在小腿外侧，犊鼻下 3 寸，犊鼻与解溪连线上。

三阴交：在小腿内侧，内踝尖上 3 寸，胫骨内侧缘后际。

3. 叙述并演示三指推法的操作要领。

食、中、无名指并拢，以指端部着力于施术部位上，腕关节略屈，前臂部主动施力，通过腕关节及掌部使食、中及无名三指向指端方向做单向直线推动。

4. 叙述并演示太乙针灸的操作要领。

①点燃艾卷：将太乙针灸的艾卷一端点燃。②棉布裹艾：以棉布 6～7 层裹紧艾火端。③持艾灸熨：医者手持艾卷，将艾火端对准腧穴，趁热按到施术部位，停止 1～2 秒然后抬起，进行灸熨。④艾火熄灭则再点燃再按熨。⑤如此反复，灸至皮肤红晕为度，一般灸熨 7～10 次为度。

17 号题

1. 水肿的问诊。

2. 叙述并演示平刺、斜刺、直刺的操作要领。

3. 叙述并演示三棱针散刺法的操作要领。

4. 环跳、四白的定位。

答题要求：根据你所抽题目的要求，边操作边口述，时间 10 分钟。

1. 水肿的问诊。

（1）现病史：①主症的时间、强度：水肿起始的部位，是从眼睑开始，还是下肢先肿？水肿的性质是指凹性水肿还是非指凹性水肿？水肿持续的时间？有无诱发因素？发病前是否有上呼吸道和皮肤感染病史？②伴随症状：是否有恶寒、发热、肢节酸楚、小便不利等症？有无咽喉红肿疼痛？有无皮肤光亮、尿少色赤、身发疮痍，甚则溃烂？有无身体困重、胸闷、纳呆、泛恶等症状？有无胸脘痞闷、烦热口渴、小便短赤，或大便干结？有无脘腹胀闷、食欲不振、便溏、神疲乏力？③诊疗经过：是否确诊？是否治疗，怎样治疗，效果如何？

（2）其他病史：既往史、个人史、家族史、过敏史有无异常？

2. 叙述并演示平刺、斜刺、直刺的操作要领。

（1）平刺：即横刺、沿皮刺，是指针身与皮肤表面呈 15° 左右或沿皮以更小的角度刺入。此法适用于皮薄肉少部位的腧穴，如头部的腧穴等。

（2）斜刺：是指针身与皮肤表面呈 45° 左右倾斜刺入。此法适用于肌肉浅薄处或内有重要脏器，或不宜直刺、深刺的腧穴。

（3）直刺：是指针身与皮肤表面呈 90° 垂直刺入。此法适用于人体大部分腧穴。

3. 叙述并演示三棱针散刺法的操作要领。

①选取适宜体位，充分暴露待针腧穴。②医者戴消毒手套。③穴区皮肤常规消毒。④根据病变部位大小，由病变外缘呈环形向中心部位进行点刺。一般点刺 10 ～ 20 针。⑤点刺后，可见点状出血。若出血不明显，可加用留罐法以增加出血量，放出适量血液（或黏液）。⑥用消毒干棉球按压针孔。施术部位面积较大时，可以敷无菌敷料。

4. 环跳、四白的定位。

环跳：在臀区，股骨大转子最凸点与骶管裂孔连线的外 1/3 与内 2/3 交点处。

四白：在面部，眶下孔处。

18 号题

1. 痹证的问诊。
2. 气海、少商的定位。
3. 滞针的处理。
4. 叙述并演示三棱针挑刺法的操作要领。

答题要求：根据你所抽题目的要求，边操作边口述，时间 10 分钟。

1.痹证的问诊。

（1）现病史：①主症的时间、程度：关节疼痛、重着、麻木发作的时间？疼痛的强度和性质？疼痛的关节是否肿大、变硬变形？发病及病情的轻重是否与劳累及季节、气候的寒冷、潮湿等天气变化有关，或者与饮食不当有关？②伴随症状：发作时是否有恶风、发热？局部皮肤有无寒冷感？有无关节肿胀、活动不利、肌肤麻木不仁？局部有无灼热红肿、痛不可触、得冷则舒？有无发热、恶风、汗出、口渴、烦躁不安？关节肌肤有无紫暗，按之较硬，有硬结、瘀斑？有无腰膝酸软，或畏寒肢冷、阳痿、遗精，或骨蒸劳热、心烦口干？③诊疗经过：是否进行过抗链"O"、类风湿因子（RF）、血尿酸等检测？是否确诊？是否治疗，怎样治疗，效果如何？

（2）其他病史：既往史、个人史、家族史、过敏史有无异常？

2.气海、少商的定位。

气海：在下腹部，脐中下1.5寸，前正中线上。

少商：拇指末节桡侧，指甲根角侧上方0.1寸。

3.滞针的处理。

①若患者精神紧张，局部肌肉过度收缩时，可稍延长留针时间，或于滞针腧穴附近进行循按或叩弹针柄，或在附近再刺一针，以宣散气血，而缓解肌肉的紧张。②若由行针不当，或单向捻针而致者，可向相反方向将针捻回，并用刮柄、弹柄法，使缠绕的肌纤维回释，即可消除滞针。

4.叙述并演示三棱针挑刺法的操作要领。

①选取适宜体位，充分暴露待针腧穴。②医者戴消毒手套。③局部皮肤严格消毒。④挑破表皮，挑断皮下纤维组织。医者一手按压进针部位两侧或捏起皮肤使之紧绷固定，另一手持针迅速刺入皮肤1～2mm，随即倾斜针身挑破表皮，使之出少量血液或黏液，也可再刺入2～5mm，倾斜针身使针尖轻轻挑起，挑断皮下纤维组织。⑤出针，用无菌敷料覆盖创口。

19 号题

1. 腹痛的问诊。
2. 下关、支沟的定位。
3. 三棱针点刺放血的操作。
4. 叙述并演示拿法的操作要领。

答题要求：根据你所抽题目的要求，边操作边口述，时间 10 分钟。

1.腹痛的问诊。

（1）现病史：①主症的时间、程度：疼痛发作的时间？是否有转移？疼痛的部位在小腹、少腹、大腹、上腹还是脐腹部？疼痛性质是冷痛、胀痛、绞痛、灼痛、刺痛还是隐痛？病程的长短？发病及病情的轻重是否与劳累及季节、气候的寒冷有关，或者与饮食不当有关？②伴随症状：是否伴有压痛和反跳痛？排气排便是否通畅？是否伴有腹泻或便秘？腹痛是否牵引前阴？是否伴有小便淋沥、尿道灼痛？有无嘈杂吐涎？有无外伤或手术史？疼痛有无连及腰背，伴恶寒发热、恶心呕吐？③诊疗经过：是否进行过腹部 B 超或者 X 线检查？是否进行过血尿淀粉酶检查？是否确诊？是否治疗，怎样治疗，效果如何？

（2）其他病史：既往史、个人史、家族史、过敏史有无异常？

2.下关、支沟的定位。

下关：在面部，颧弓下缘中央与下颌切迹之间凹陷中。

支沟：在前臂后区，腕背侧远端横纹上 3 寸，尺骨与桡骨间隙中点。

3.三棱针点刺放血的操作。

①选取适宜体位，充分暴露待针腧穴。②医者戴消毒手套。③使施术部位充血，可先在针刺部位及其周围，轻轻地推、揉、挤、捋，使局部充血。④穴区皮肤常规消毒。⑤医者用一手固定点刺部位，另一手持针，露出针尖 2 ～ 5mm，对准点刺部位快速刺入，迅速出针，一般刺入 2 ～ 5mm。⑥轻轻挤压针孔周围，使之适量出血或出黏液。⑦用消毒干棉球按压针孔，可在点刺部位贴敷创可贴。

4.叙述并演示拿法的操作要领。

以拇指和其余手指的指面相对用力，捏住施术部位肌肤并逐渐收紧、提起，腕关节放松。对治疗部位以拇指同其他手指的对合力进行轻重交替、连续不断的提捏。

20号题

1. 黄疸的问诊。
2. 地仓、内关的定位。
3. 叙述并演示小鱼际揉法的操作要领。
4. 三棱针点刺法的操作。

答题要求：根据你所抽题目的要求，边操作边口述，时间 10 分钟。

1. 黄疸的问诊。

（1）现病史：①主症的时间、程度：目黄、身黄、小便黄，尤其是目睛黄染持续的时间？是黄色鲜明、疸色如金，还是黄色晦暗？跟进食是否有关？有无急性病毒性肝炎患者接触史。②伴随症状：是否身热、口干口苦、胸胁胀满疼痛？是否有汗？是否大便秘结？有无神昏、发斑、出血等危象？有无纳少、乏力？③诊疗经过：是否进行过肝胆 B 超、肝功能、乙肝五项等检查？确诊病毒性肝炎否？口服抗病毒西药或中药否，治疗效果如何？

（2）其他病史：既往史、个人史、家族史、过敏史有无异常？有无病毒性肝炎病史？

2. 地仓、内关的定位。

地仓：在面部，口角旁约 0.4 寸（指寸）。

内关：在前臂前区，腕掌侧远端横纹上 2 寸，掌长肌腱与桡侧腕屈肌腱之间。

3. 叙述并演示小鱼际擦法的操作要领。

拇指自然伸直，余指自然屈曲，无名指与小指的掌指关节屈曲约 90°，余指屈曲的角度则依次减小，手背沿掌横弓排列呈弧面，以第五掌指关节背侧为吸定点吸附于体表施术部位上。以肘关节为支点，前臂主动做推旋运动，带动腕关节做较大幅度的屈伸活动，使小鱼际和手背尺侧部在施术部位上持续不断地来回滚动。

4. 三棱针点刺法的操作。

①选取适宜体位，充分暴露待针腧穴。②医者戴消毒手套。③使施术部位充血，可先在针刺部位及其周围，轻轻地推、揉、挤、捋，使局部充血。④穴区皮肤常规消毒。⑤医者用一手固定点刺部位，另一手持针，露出针尖 2 ～ 5mm，对准点刺部位快速刺入，迅速出针，一般刺入 2 ～ 5mm。⑥轻轻挤压针孔周围，使之适量出血或出黏液。⑦用消毒干棉球按压针孔，可在点刺部位贴敷创可贴。

21号题

1. 不寐的问诊。
2. 听宫、外关的定位。
3. 叙述并演示隔附子饼灸的操作要领。
4. 叙述并演示毫针提插法的操作要领。

答题要求：根据你所抽题目的要求，边操作边口述，时间 10 分钟。

1. 不寐的问诊。

（1）现病史：①主症的时间、程度：患者是入寐困难、寐而易醒、醒后不能再寐，还是彻夜难眠？症状持续的时间？是否跟情志变化或进食等因素有关？②伴随症状：是否有头痛、头昏？有无心悸、健忘、神疲乏力？有无心神不宁、多梦？有无饮食不节、情志失常、劳倦、思虑过度、病后、体虚等病史？③诊疗经过：是否进行过相关检查？是否口服镇静类西药或安神类中药，治疗效果如何？

（2）其他病史：既往史、个人史、家族史、过敏史有无异常？

2. 听宫、外关的定位。

听宫：在面部，耳屏正中与下颌骨髁状突之间的凹陷中。

外关：在前臂后区，腕背侧远端横纹上 2 寸，尺骨与桡骨间隙中点。

3. 叙述并演示隔附子饼灸的操作要领。

①制备附子饼：将附子研成细末用黄酒适量调成泥状，做成直径约 3cm、厚约 0.8cm 的圆饼，中间用针穿刺数孔备用。②选取适宜体位，充分暴露待灸腧穴。③置放附子饼及艾炷：先将附子饼置于穴上，再将中号或大号艾炷置于附子饼上，点燃艾炷尖端，任其自燃。④更换艾炷、附子饼：艾炷燃尽，去艾灰，更换艾炷，依前法再灸，施灸中，若感觉施灸局部灼痛不可耐受，术者用镊子将附子饼一端夹住端起，稍待片刻，重新放下再灸。⑤灸量掌握：灸完规定壮数为止，一般每穴灸 3～9 壮。⑥灸毕去除附子片及艾灰。

4. 叙述并演示毫针提插法的操作要领。

①消毒：腧穴皮肤、医生双手常规消毒。②刺入：将毫针刺入腧穴的一定深度。③实施提插操作：插是将针由浅层向下刺入深层的操作，提是从深层向上引退至浅层的操作，如此反复地上提下插。

22 号题

1. 痫病的问诊。

2. 外关、三阴交的定位。

3. 叙述并演示回旋灸的操作要领。

4. 呼吸补法的操作。

答题要求：根据你所抽题目的要求，边操作边口述，时间 10 分钟。

1. 痫病的问诊。

（1）现病史：①主症的时间、程度：突然昏倒、不省人事、四肢抽搐、口吐涎沫持续的时间？发作前有无头痛、头晕等征兆？发作后能否自行苏醒？以前是否有类似发病？发作是否跟精神刺激、饱食等诱发因素有关？②伴随症状：是否伴有口中如作猪羊叫声？有无胸闷、纳呆？有无心烦易怒？是否有口眼㖞斜？有无肢体偏瘫？是否伴有汗出神疲？③诊疗经过：是否做过脑电图检查？是否确诊？是否治疗，怎样治疗，效果如何？

（2）其他病史：既往史、个人史、家族史、过敏史有无异常？家族中是否有癫痫病患者？

2. 外关、三阴交的定位。

外关：在前臂后区，腕背侧远端横纹上 2 寸，尺骨与桡骨间隙中点。

三阴交：在小腿内侧，内踝尖上 3 寸，胫骨内侧缘后际。

3. 叙述并演示回旋灸的操作要领。

①选取适宜体位，充分暴露待灸腧穴。②点燃艾卷：选用纯艾卷，将其一端点燃。③燃艾施灸：术者手持艾卷的中上部，将艾卷燃烧端对准腧穴，与施灸部位的皮肤保持相对固定的距离（一般在 3cm 左右），左右平行移动或反复旋转施灸。动作要匀速。若遇到小儿或局部知觉减退者，尤其是糖尿病患者，术者应以食指和中指，置于施灸部位两侧，通过医者的手指来测知患者局部受热程度，以便随时调节施灸时间和距离，防止烫伤。④把握灸量：灸至皮肤出现红晕，有温热感而无灼痛为度，一般灸 5 ~ 10 分钟。⑤灸毕熄灭艾火。

4. 呼吸补法的操作。

呼吸补法：患者呼气时进针，吸气时出针。

23 号题

1. 郁证的问诊。

2. 迎香、血海的定位。

3. 叙述并演示开阖补法的操作要领。

4. 请演示托肘摇肩法的操作要点。

答题要求：根据你所抽题目的要求，边操作边口述，时间 10 分钟。

1. 郁证的问诊。

（1）现病史：①主症的时间、程度：忧郁不畅、情绪不宁、胸胁胀满疼痛持续的时间？有无诱发因素？是否有忧愁、焦虑、悲哀、恐惧、愤懑等情志内伤的病史？②伴随症状：是否脘闷嗳气、不思饮食？有无头痛、目赤、耳鸣，或吞酸嘈杂、大便秘结？咽中是否如物梗塞，吞之不下，咳之不出？有无失眠、多梦、五心烦热、盗汗？③诊疗经过：是否确诊？是否治疗，怎样治疗，效果如何？

（2）其他病史：既往史、个人史、家族史、过敏史有无异常？

2. 迎香、血海的定位。

迎香：在面部，鼻翼外缘中点旁，当鼻唇沟中。

血海：在股前区，髌底内侧端上2寸，当股内侧肌隆起处。简便取穴法：患者屈膝，医者以左手掌心按于患者右膝髌骨上缘（或者右手掌心按于患者左膝髌骨上缘），第2～5指向上伸直，拇指约成45°斜置，拇指尖下是穴。

3. 叙述并演示开阖补法的操作要领。

开阖补法：出针后迅速按闭针孔。

4. 请演示托肘摇肩法的操作要点。

受术者坐位，肩部放松，被施术侧肘关节屈曲，术者站于其侧，以一手扶按住肩关节上部（拇指按于肩前部，余四指按于肩后部），另一手托住其肘部，使其前臂放在术者前臂上。做中等幅度的缓慢摇动，使肩关节随之产生旋转活动。顺时针、逆时针方向摇转8～10次。

24号题

1. 便血的问诊。
2. 大椎、曲池的定位。
3. 大椎刺络拔罐法的操作。
4. 开阖泻法的操作要领。

答题要求：根据你所抽题目的要求，边操作边口述，时间 10 分钟。

1. 便血的问诊。

（1）现病史：①主症的时间、程度：便血的颜色是鲜红、暗红或紫暗，还是黑如柏油样？便血的量？持续的时间？是先便后血、大便染血，还是便血相混？②伴随症状：大便是否带脓？大便习惯是否改变？大便的形状是否正常？是否伴有肛门疼痛？是否有肛门异物感？肛门是否有异物突出？大便是否干燥？是否伴有腹痛？有无食少、体倦、面色萎黄、心悸、少寐？是否喜热饮？③诊疗经过：是否进行过肛门指诊检查？是否确诊？是否治疗，怎样治疗，效果如何？

（2）其他病史：既往史、个人史、家族史、过敏史有无异常？既往有无消化道溃疡病史？

2. 大椎、曲池的定位。

大椎：在脊柱区，第7颈椎棘突下凹陷中，后正中线上。

曲池：在肘区，尺泽与肱骨外上髁连线中点。

3. 大椎刺络拔罐法的操作。

①选取适宜体位，充分暴露待拔腧穴。②选择大小适宜的玻璃罐备用。③消毒施术部位，刺络出血：医者戴消毒手套，用碘伏消毒施术部位，持三棱针（或一次性注射针头）点刺局部使之出血，或用皮肤针叩刺出血。④用闪火法留罐，留置5～15分钟后起罐。⑤起罐时不能迅猛，避免罐内污血喷射而污染周围环境。用消毒棉签清理皮肤上残存血液，清洗火罐后进行消毒处理。

4. 开阖泻法的操作要领。

开阖泻法：出针时摇大针孔不加按闭。

25 号题

1. 肺痨的问诊。

2. 太阳、悬钟的定位。

3. 耳穴压丸法的操作。

4. 听宫的定位方法如何？针刺操作方法是什么？

答题要求：根据你所抽题目的要求，边操作边口述，时间 10 分钟。

1. 肺痨的问诊。

（1）现病史：①主症的时间、程度：咳嗽、咯血、潮热、盗汗、消瘦持续的时间？有无诱发因素？有无与肺痨患者接触病史？②伴随症状：是否伴有自汗？是否伴有胸痛、胸闷、气短？食欲如何？有无倦怠乏力？有无畏寒肢冷？大小便如何？是否伴有失眠？是否有心悸、心慌？③诊疗经过：是否进行过结核菌素试验？痰液是否进行过结核菌培养？是否确诊？是否服用过抗结核药物？采用的治疗方案是什么，治疗效果如何？

（2）其他病史：既往史、个人史、家族史、过敏史有无异常？

2. 太阳、悬钟的定位。

太阳：在头部，当眉梢与目外眦之间，向后约 1 横指的凹陷处。

悬钟：在小腿外侧，外踝尖上 3 寸，腓骨前缘。

3. 耳穴压丸法的操作。

①选穴：根据耳穴的选穴原则，选择耳穴确定处方。②选择体位：一般以坐位或卧位为宜。③准备丸粒：将小丸粒贴于 0.5cm×0.5cm 的小方块医用胶布中央，备用；或选用成品耳穴贴。④耳穴皮肤消毒：用 75% 酒精棉球擦拭消毒，去除污垢和油脂。⑤贴压：一手托住耳郭，另一手持镊子将贴丸胶布对准耳穴进行敷贴，并给予适当按压，使耳郭有发热、胀痛感。压穴时，托指不动压指动，只压不揉，以免胶布移动；用力不能过猛过重。

4. 听宫的定位方法如何？针刺操作方法是什么？

定位：在面部，耳屏正中与下颌骨髁状突之间的凹陷中。

操作：张口，直刺 1～1.5 寸。留针时应保持一定的张口姿势。

26 号题

1.男，11 岁，发热、腹泻 2 天的问诊。

2.神门、印堂的定位。

3.提捏进针法的操作。

4.呼吸泻法的操作要领。

答题要求：根据你所抽题目的要求，边操作边口述，时间 10 分钟。

1. 男，11 岁，发热、腹泻 2 天的问诊。

（1）现病史：①主症的时间、程度：发热是高热、潮热，还是低热？每天大便的次数？稀水样便还是黄糜样便？是否有不消化食物？大便气味如何？腥臭、酸臭，还是臭味不显著？是否有伤食、受凉、饮食不节或饮食不洁等诱发因素？②伴随症状：神志是否清楚？有无鼻塞、咳嗽？有无咽喉肿痛？是否伴有腹痛？大便是否有脓血？是否伴有里急后重？有无呕吐？有无口渴喜饮？饮水量多寡？皮肤是否干燥？有无眼窝凹陷？小便如何？③诊疗经过：是否进行过大便常规检查？是否确诊？是否治疗，怎样治疗，效果如何？

（2）其他病史：既往史、个人史、家族史、过敏史有无异常？

2. 神门、印堂的定位。

神门：在腕前区，腕掌侧远端横纹尺侧端，尺侧腕屈肌腱的桡侧缘。

印堂：在头部，两眉毛内侧端中间的凹陷中。

3. 提捏进针法的操作。

①消毒：腧穴皮肤、医生双手常规消毒。②押手提捏穴旁皮肉：押手拇、食指轻轻捏提腧穴近旁的皮肉，提捏的力度大小要适当。③持针：刺手拇、食、中指三指指腹夹持针柄。④刺入：刺手持针快速刺入腧穴，刺入时常与平刺结合。本法适用皮肉浅薄部位的腧穴进针。

4. 呼吸泻法的操作要领。

呼吸泻法：患者吸气时进针，呼气时出针。

27 号题

1. 感冒的问诊。

2. 太溪、肾俞的定位。

3. 单手进针法的操作。

4. 三棱针刺络法的操作。

答题要求：根据你所抽题目的要求，边操作边口述，时间 10 分钟。

1. 感冒的问诊。

（1）现病史：①主症的时间、程度：恶寒发热的轻重？有汗还是无汗？是否有鼻塞、流涕、喷嚏？是鼻流清涕还是浊涕？是咽干咽痒，还是咽喉肿痛？有无诱发因素？②伴随症状：是否咳痰及咳痰的颜色？有无肌肉酸痛？是否口渴？大便情况如何？是否伴有倦怠乏力？是否伴有口干、心烦？③诊疗经过：是否进行过血常规检查？是否确诊？是否治疗，怎样治疗，效果如何？

（2）其他病史：既往史、个人史、家族史、过敏史有无异常？

2. 太溪、肾俞的定位。

太溪：在踝区，内踝尖与跟腱之间的凹陷中。

肾俞：在脊柱区，第2腰椎棘突下，后正中线旁开1.5寸。

3. 单手进针法的操作。

①消毒：腧穴皮肤、医生双手常规消毒。②持针：用拇、食指指腹持针，中指指腹抵住针身下段，使中指指端比针尖略长出或齐平。③指抵皮肤：对准穴位，中指指端紧抵腧穴皮肤。④刺入：拇、食指向下用力按压刺入，中指随之屈曲，快速将针刺入。刺入时应保持针身直而不弯。

4. 三棱针刺络法的操作。

①选择适宜的体位，确定血络。②医者戴消毒手套。③肘、膝部静脉处放血时，一般要捆扎橡皮管。将橡皮管结扎在针刺部位的上端（近心端），以使血络怒张显现，其他部位则不方便结扎。为使血络充盈，也可轻轻拍打血络处。④将血络处皮肤严格消毒。⑤一手拇指按压在被刺部位的下端，使血络位置相对固定，一手持针，对准针刺部位，顺血络走向，斜向上与之呈45°左右刺入，以刺穿血络前壁为度，一般刺入2～3mm，然后迅速出针。⑥根据病情需要，使其流出一定量的血液，也可轻轻按压静脉上端，以助瘀血外出。⑦松开橡皮管，待出血自然停止。⑧以消毒干棉球按压针孔，并以75%酒精棉球清除创口周围的血液。

28 号题

1.患者起红斑、水疱呈串状，根据主诉、病史进行问诊。

2.列缺、秩边的定位。

3.提捏进针法的操作。

4.迎随泻法的操作。

答题要求：根据你所抽题目的要求，边操作边口述，时间 10 分钟。

1. 患者起红斑、水疱呈串状，根据主诉、病史进行问诊。

（1）现病史：①主症的时间、程度：串状红斑、水疱出现的部位是腰部，还是季胁部？红斑的颜色是鲜红还是暗红？是否高出于皮肤？抚之是否碍手？压之是否褪色？水疱疱液是清亮还是浑浊？持续的时间？②伴随症状：是否疼痛？疼痛的性质？有无诱发因素？是否口苦咽干、心烦易怒？食欲如何？大小便情况如何？有无汗出？是否口渴？是否烦躁不安？③诊疗经过：是否进行过血常规和水痘病毒的相关检测？是否确诊？是否治疗，怎样治疗，效果如何？

（2）其他病史：既往史、个人史、家族史、过敏史有无异常？

2. 列缺、秩边的定位。

列缺：在前臂，腕掌侧远端横纹上 1.5 寸，当拇短伸肌腱与拇长展肌腱之间，拇长展肌腱间的凹陷中。简便取穴法：两手虎口自然平直交叉，一手食指按在另一手桡骨茎突上，指尖下凹陷中便是该穴。

秩边：在骶区，横平第 4 骶后孔，骶正中嵴旁开 3 寸。

3. 提捏进针法的操作。

①消毒：腧穴皮肤、医生双手常规消毒。②押手提捏穴旁皮肉：押手拇、食指轻轻捏提腧穴近旁的皮肉，提捏的力度大小要适当。③持针：刺手拇、食、中指三指指腹夹持针柄。④刺入：刺手持针快速刺入腧穴，刺入时常与平刺结合。本法适用皮肉浅薄部位的腧穴进针。

4. 迎随泻法的操作。

迎随泻法：进针时针尖迎着经脉循行来的方向刺入。

29号题

1. 乳房肿块伴乳房胀痛的问诊。
2. 风池、承山的定位。
3. 夹持进针法的操作。
4. 迎随补法的操作。

答题要求：根据你所抽题目的要求，边操作边口述，时间10分钟。

1. 乳房肿块伴乳房胀痛的问诊。

（1）现病史：①主症的时间、程度：乳房肿块的部位、形状、大小、数目、质地？肿块是否随喜怒而消长？乳房胀痛是否与月经周期及情志变化相关？②伴随症状：乳头是否有溢液？肿块部位的皮肤是否有变化？是否腰酸乏力、神疲倦怠？有无月经失调？月经量、色有无变化？是否烦躁易怒？是否有心悸失眠？③诊疗经过：是否做过乳腺相关检查？是否确诊？是否治疗，怎样治疗，效果如何？

（2）其他病史：既往史、个人史、家族史、过敏史有无异常？

2. 风池、承山的定位。

风池：在颈后区，枕骨之下，胸锁乳突肌上端与斜方肌上端之间的凹陷中。

承山：在小腿后区，腓肠肌两肌腹与肌腱交角处。

3. 夹持进针法的操作。

夹持进针法又称骈指进针法，操作要点：①消毒：腧穴皮肤、医生双手常规消毒。②持针：押手拇、食指持消毒干棉球捏住针身下段，以针尖端露出 0.3～0.5cm 为宜。刺手拇、食、中三指指腹夹持针柄，使针身垂直。③刺入：将针尖固定在腧穴皮肤表面。刺手捻转针柄，押手下压，双手配合，同时用力，迅速将针刺入腧穴皮下。本法适用于长针的进针。

4. 迎随补法的操作。

迎随补法：进针时针尖随着经脉循行去的方向刺入。

30号题

1.多饮、多食，伴消瘦 1 年，围绕主诉问诊。

2.关元、阴陵泉的定位。

3.提插泻法的操作。

4.隔盐灸的操作。

答题要求：根据你所抽题目的要求，边操作边口述，时间 10 分钟。

1. 多饮、多食，伴消瘦1年，围绕主诉问诊。

（1）现病史：①主症的时间、程度：每天饮水量是多少？每天饭量如何？体重下降了多少？上述症状持续的时间？②伴随症状：是否伴有多尿？夜尿是否频多？口舌是否干燥？有无乏力？是否伴有心慌心悸？是否伴有汗出？大便情况如何？睡眠情况如何？③诊疗经过：是否测过空腹血糖、口服葡萄糖耐量试验和糖化血红蛋白？是否确诊糖尿病？是否服用降糖药物？如服了，是何种药物，使用剂量和方法如何，效果如何？

（2）其他病史：既往史、个人史、家族史、过敏史有无异常？

2. 关元、阴陵泉的定位。

关元：在下腹部，脐中下3寸，前正中线上。

阴陵泉：在小腿内侧，胫骨内侧髁下缘与胫骨内侧缘之间的凹陷中。

3. 提插泻法的操作。

①进针，行针得气。②先深后浅，轻插重提，提插幅度大，频率快。③反复操作。④操作时间长。

4. 隔盐灸的操作。

①令患者仰卧，暴露脐部。②取纯净干燥之细白盐适量，可炒至温热，纳入脐中，使与脐平。③如患者脐部凹陷不明显者。可预先置脐周一湿面圈，再填入食盐。④如需再隔其他药物施灸，一般宜先填入其他药物（药膏或药末），再放盐。⑤然后上置艾炷施灸，至患者稍感烫热，即更换艾炷。为避免食盐受火爆裂烫伤，可预先在盐上放一薄姜片再施灸。⑥一般灸3～9壮，但对急性病证则可多灸，不拘壮数。

31号题

1. 痢疾的问诊。
2. 后溪、印堂的定位。
3. 行针手法摇法的操作要领。
4. 实按灸的操作。

答题要求：根据你所抽题目的要求，边操作边口述，时间 10 分钟。

1. 痢疾的问诊。

（1）现病史：①主症的时间、程度：大便每天几次？脓血便是白多赤少还是赤多白少？腹痛、里急后重的程度？有无不洁饮食或痢疾患者接触病史？是急性发作还是反复发作？②伴随症状：是否腹胀、腹痛、肠鸣、纳呆？有无恶寒、发热、头痛等外感症状？有无呕吐？有无小便量少？③诊疗经过：是否进行过大便常规检查？是否进行过大便痢疾杆菌培养？是否确诊？是否治疗，采用何种药物治疗，效果如何？

（2）其他病史：既往史、个人史、家族史、过敏史有无异常？

2. 后溪、印堂的定位。

后溪：在手内侧，第5掌指关节尺侧近端赤白肉际凹陷中。

印堂：在头部，两眉毛内侧端中间的凹陷中。

3. 行针手法摇法的操作要领。

摇法是指毫针刺入一定深度后，手持针柄，将针轻轻摇动的方法。摇法分为两种：一是直立针身而摇；二是卧倒针身而摇。

（1）直立针身而摇操作要点：①采用直刺进针。②刺入一定深度。③手持针柄，如摇辘轳状呈画圈样摇动，或如摇橹状进行前后或左右的摇动。④反复摇动数次。

（2）卧倒针身而摇操作要点：①采用斜刺或平刺进针。②刺入一定深度。③手持针柄，如摇橹状进行左右摇动。④反复摇动数次。

4. 实按灸的操作。

①点燃艾卷：将太乙针灸或雷火针灸的艾卷一端点燃。②棉布裹艾：以棉布6～7层裹紧艾火端。③持艾灸熨：医者手持艾卷，将艾火端对准腧穴，趁热按到施术部位，停止1～2秒然后抬起，进行灸熨。④艾火熄灭则再点燃再按熨。⑤如此反复，灸至皮肤红晕为度，一般灸熨7～10次为度。

32号题

1. 崩漏的问诊。
2. 十宣、天枢的定位。
3. 指切进针法的操作。
4. 弹法的操作。

答题要求：根据你所抽题目的要求，边操作边口述，时间 10 分钟。

1. 崩漏的问诊。

（1）现病史：①主症的时间、程度：月经是淋漓下血不断还是突然下血量多如注？月经周期是否正常？月经颜色是淡红、深红、紫暗还是鲜红？是否夹有血块？经期持续几天？有无诱发因素？②伴随症状：是否有神疲气短、面浮肢肿、小腹空坠或四肢不温？有无头晕耳鸣、腰膝酸软？有无潮热盗汗？有无口渴心烦？大小便情况如何？③诊疗经过：是否做过相关检查？是否确诊？是否治疗，怎样治疗，效果如何？

（2）其他病史：既往史、个人史、家族史、过敏史有无异常？

（3）以往月经的周期、经期、经量有无异常？有无崩漏史？有无口服避孕药或其他激素史？有无放置宫内节育器及输卵管结扎术史？有无内科出血病史？

2. 十宣、天枢的定位。

十宣：在手指，十指尖端，距指甲游离缘 0.1 寸（指寸），左右共 10 穴。

天枢：在腹部，横平脐中，前正中线旁开 2 寸。

3. 指切进针法的操作。

指切进针法又称爪切进针法。操作要点：①消毒：腧穴皮肤、医生双手常规消毒。②押手固定穴区皮肤：押手拇指或食指指甲切掐固定腧穴处皮肤。③持针：刺手拇、食、中指三指指腹持针。④刺入：将针身紧贴押手指甲缘快速刺入。本法适宜于短针的进针。

4. 弹法的操作。

①进针后刺入一定深度。②以拇指与食指相交呈环状，食指指甲缘轻抵拇指指腹。③弹叩针柄：将食指指甲面对准针柄或针尾，轻轻弹叩，使针体微微震颤。也可以拇指与其他手指配合进行操作。④弹叩数次。

33 号题

1. 便秘的问诊。
2. 商阳、中脘的定位。
3. 单手进针法的操作要领。
4. 循法的操作要领。

答题要求：根据你所抽题目的要求，边操作边口述，时间 10 分钟。

1. 便秘的问诊。

（1）现病史：①主症的时间、程度：排便的间隔时间如何？大便是否粪质干结、排出艰难，或欲大便而艰涩不畅？发病的时间？有无饮食不节、情志内伤、劳倦过度等病史？②伴随症状：是否腹胀、腹痛、口臭？有无纳差及神疲乏力？便后有无短气乏力？平素有无头晕目眩、心悸气短、健忘？是否伴有畏寒肢冷？小便如何？③诊疗经过：是否进行过相关检查？是否确诊？是否治疗，怎样治疗，效果如何？

（2）其他病史：既往史、个人史、家族史、过敏史有无异常？

2. 商阳、中脘的定位。

商阳：在手指，食指末节桡侧，指甲根角侧上方 0.1 寸。

中脘：在上腹部，脐中上 4 寸，前正中线上。

3. 单手进针法的操作要领。

①消毒：腧穴皮肤、医生双手常规消毒。②持针：用拇、食指指腹持针，中指指腹抵住针身下段，使中指指端比针尖略长出或齐平。③指抵皮肤：对准穴位，中指指端紧抵腧穴皮肤。④刺入：拇、食指向下用力按压刺入，中指随之屈曲，快速将针刺入。刺入时应保持针身直而不弯。

4. 循法的操作要领。

①确定腧穴所在的经脉及其循行路线。②循按或拍叩：用拇指指腹，或第 2、3、4 指并拢后用三指的指腹，沿腧穴所属经脉的循行路线或穴位的上下左右进行循按或拍叩。③反复操作数次，以穴周肌肉得以放松或出现针感或循经感传为度。

34 号题

1. 淋证问诊。
2. 合谷、涌泉的定位。
3. 捻转补法的操作要领。
4. 按尺肤的操作要领。

答题要求：根据你所抽题目的要求，边操作边口述，时间 10 分钟。

1. 淋证问诊。

（1）现病史：①主症的时间、程度：尿频、尿急、淋沥涩痛发生的时间？是否急性起病？每日小便次数？小便量是否减少？有无感染、饮水少等诱发因素？②伴随症状：小腹是否伴有牵引痛？小便是否有中断？尿中是否有砂石？尿中是否有血？小便是清亮还是浑浊如米泔水？是否伴有口苦口黏，或口渴不欲饮？有无咽干、烦渴欲饮、呼吸急促？有无情志抑郁，或多烦善怒、胁腹胀满？平素有无畏寒肢冷、腰膝冷而酸软无力？③诊疗经过：是否进行过尿常规检查？是否确诊？是否治疗，怎样治疗，效果如何？

（2）其他病史：既往史、个人史、家族史、过敏史有无异常？

2. 合谷、涌泉的定位。

合谷：在手背，第2掌骨桡侧的中点处。

涌泉：涌泉：在足底，屈足卷趾时足心最凹陷中，约当足底第2、3趾蹼缘与足跟连线的前1/3与后2/3交点凹陷中。

3. 捻转补法的操作要领。

①进针，行针得气。②捻转角度小、频率慢、用力轻，结合拇指向前、食指向后（左转用力为主）。③反复捻转。④操作时间短。

4. 按尺肤的操作要领。

受检者可采取坐位或仰卧位。诊左尺肤时，医生用右手握住患者上臂近肘处，左手握住患者手掌，同时向桡侧转前臂，使前臂内侧面向上平放，尺肤部充分暴露，医生用指腹或手掌平贴尺肤处并上下滑动来感觉尺肤的寒热、滑涩、缓急（紧张度）。诊右尺肤时，医生操作手法同上，左、右手置换位置，方向相反。

35 号题

1. 疱疹的问诊。
2. 阳陵泉、命门的定位。
3. 指切进针法的操作要领。
4. 飞法的操作要领。

答题要求：根据你所抽题目的要求，边操作边口述，时间 10 分钟。

1. 疱疹的问诊。

（1）现病史：①主症的时间、程度：疱疹先出现的部位？分布的部位？疱疹的颜色？疱液是清亮还是浑浊？疱疹起病前是否有发热？是否有水痘患者接触史？②伴随症状：是否伴有高热、汗出、口渴？是否伴有丘疹、结痂？是否有头痛？食欲如何？二便如何？③诊疗经过：是否进行过相关检查？是否确诊？是否治疗，怎样治疗，效果如何？

（2）其他病史：既往史、个人史、家族史、过敏史有无异常？

2. 阳陵泉、命门的定位。

阳陵泉：在小腿外侧，腓骨头前下方凹陷中。

命门：在脊柱区，第2腰椎棘突下凹陷中，后正中线上。

3. 指切进针法的操作要领。

指切进针法又称爪切进针法。操作要点：①消毒：腧穴皮肤、医生双手常规消毒。②押手固定穴区皮肤：押手拇指或食指指甲切掐固定腧穴处皮肤。③持针：刺手拇、食、中指三指指腹持针。④刺入：将针身紧贴押手指甲缘快速刺入。本法适宜于短针的进针。

4. 飞法的操作要领。

飞法是指针刺后不得气者，用刺手拇、食指夹持针柄，轻微捻搓数次，然后张开两指，一搓一放，反复数次，状如飞鸟展翅，故称飞法。

操作要点：①刺入一定深度。②轻微捻搓针柄数次，然后快速张开两指，一捻一放，如飞鸟展翅之状。③反复操作数次。

36 号题

1. 带下病的问诊。

2. 支沟、阳陵泉的定位。

3. 单手进针法的操作要领。

4. 中指揉印堂穴的操作。

答题要求：根据你所抽题目的要求，边操作边口述，时间 10 分钟。

1. 带下病的问诊。

（1）现病史：①主症的时间、程度：带下量是多还是少？颜色是白色、黄色还是五色杂下？质地清稀如水，还是黏稠如脓，或如豆渣状或凝乳状？气味是否异常？是否有鱼腥臭味？有无经期、产后余血未净，摄生不洁，或不禁房事，或妇科手术后感染邪毒病史？②伴随症状：是否伴有发热？是否伴有腹痛？是否有阴部瘙痒、灼热、疼痛？有无尿频、尿痛？有无面色白或萎黄、四肢倦怠？有无腰酸、畏寒肢冷、小腹冷？是否头晕耳鸣、五心烦热、咽干口燥？大小便情况如何？③诊疗经过：是否做过白带检查？是否进行过妇科检查？是否确诊？是否治疗，怎样治疗，效果如何？

（2）其他病史：既往史、个人史、家族史、过敏史有无异常？

2. 支沟、阳陵泉的定位。

支沟：在前臂后区，腕背侧远端横纹上3寸，尺骨与桡骨间隙中点。

阳陵泉：在小腿外侧，腓骨头前下方凹陷中。

3. 单手进针法的操作要领。

①消毒：腧穴皮肤、医生双手常规消毒。②持针：用拇、食指指腹持针，中指指腹抵住针身下段，使中指指端比针尖略长出或齐平。③指抵皮肤：对准穴位，中指指端紧抵腧穴皮肤。④刺入：拇、食指向下用力按压刺入，中指随之屈曲，快速将针刺入。刺入时应保持针身直而不弯。

4. 中指揉印堂穴的操作。

中指伸直，食指置于中指远端指间关节背侧，腕关节微屈，用中指螺纹面着力于印堂穴。以肘关节为支点，前臂做主动运动，通过腕关节使中指螺纹面在印堂穴做轻柔的小幅度环旋运动。

37 号题

1. 恶心呕吐，食入不化 1 年的问诊。
2. 翳风、后溪的定位。
3. 舒张进针法的操作要领。
4. 行针手法震颤法的操作要领。

答题要求：根据你所抽题目的要求，边操作边口述，时间 10 分钟。

1. 恶心呕吐，食入不化 1 年的问诊。

（1）现病史：①主症的时间、程度：恶心、呕吐有无规律？每天发作几次？有无诱发因素？是呕吐清水痰涎还是不消化食物？呕吐物气味如何？是酸臭难闻还是气味不甚？②伴随症状：食欲如何？脘部有无痞闷不舒？有无乏力？是否喜暖恶寒？大便情况如何？是否夹有不消化食物？睡眠如何？是否伴有口渴喜饮？③诊疗经过：是否进行过胃镜检查？是否确诊？有无治疗，怎样治疗，效果如何？

（2）其他病史：既往史、个人史、家族史、过敏史有无异常？

2. 翳风、后溪的定位。

翳风：在颈部，耳垂后方，乳突下端前方凹陷中。

后溪：在手内侧，第 5 掌指关节尺侧近端赤白肉际凹陷中。

3. 舒张进针法的操作要领。

①消毒：腧穴皮肤、医生双手常规消毒。②绷紧皮肤：以押手拇、食指或食、中指将腧穴处皮肤向两侧轻轻撑开，使之绷紧，两指间的距离要适当。③持针：刺手拇、食、中指三指指腹持针。④刺入：刺手持针，于押手两指间的腧穴处迅速刺入。本法适用于皮肤松弛部位腧穴的进针。

4. 行针手法震颤法的操作要领。

震颤法是指针刺入一定深度后，刺手持针柄，用小幅度、快频率的提插、捻转手法，使针身轻微震颤的方法。

操作要点：①进针后刺入一定深度。②刺手拇、食二指或拇、食、中指夹持针柄。③实施提插捻转：小幅度、快频率的提插、捻转，如手颤之状，使针身微微颤动。

38号题

1. 65 岁女性，手指关节红肿疼痛 3 年，近一个月来加重的问诊。

2. 涌泉、肾俞的定位。

3. 雀啄灸的操作要领。

4. 呼吸补泻法的操作要领。

答题要求：根据你所抽题目的要求，边操作边口述，时间 10 分钟。

1. 65 岁女性，手指关节红肿疼痛 3 年，近 1 个月来加重的问诊。

（1）现病史：①主症的时间，程度：手指关节红肿疼痛的性质是酸痛，冷痛重着，还是灼热刺痛？疼痛的部位是否固定？是否游走性？夜间是否痛甚？疼痛是否有规律？疼痛是否得冷则舒？遇阴雨天是否加重？近 1 个月疼痛加重有无诱发因素？②伴随症状：有无皮下结节或环形红斑？有无关节变形？有无肌肉萎缩？有无发热、恶风、汗出、口渴？有无心慌心悸？③诊疗经过：是否做过抗链"O"和类风湿因子等相关检查？是否确诊？有无治疗，怎样治疗，效果如何？

（2）其他病史：既往史、个人史、家族史、过敏史有无异常？

2. 涌泉、肾俞的定位。

涌泉：在足底，屈足卷趾时足心最凹陷中，约当足底第 2、3 趾蹼缘与足跟连线的前 1/3 与后 2/3 交点凹陷中。

肾俞：在脊柱区，第 2 腰椎棘突下，后正中线旁开 1.5 寸。

3. 雀啄灸的操作要领。

①选取适宜体位，充分暴露待灸腧穴。②点燃艾卷：选用纯艾卷，将其一端点燃。③术者手持艾卷的中上部，将艾卷燃烧端对准腧穴，像麻雀啄米样一上一下移动，使艾卷燃烧端与皮肤的距离远近不一。动作要匀速，起落幅度应大小一致。④燃艾施灸，如此反复操作，给予施灸局部以变量刺激。若遇到小儿或局部知觉减退者，术者应以食指和中指，置于施灸部位两侧，通过术者的手指来测知患者局部受热程度，以便随时调节施灸时间和距离，防止烫伤。⑤把握灸量：灸至皮肤出现红晕，有温热感而无灼痛为度，一般灸 10 ～ 15 分钟。⑥灸毕熄灭艾火。

4. 呼吸补泻法的操作要领。

（1）补法：患者呼气时进针，吸气时出针。

（2）泻法：患者吸气时进针，呼气时出针。

39 号题

1.心悸时发时作，胸闷烦躁伴口干口苦 10 天的问诊。

2.神庭、关元的定位。

3.关元隔姜灸的操作。

4.拇指平推法的操作要领。

答题要求：根据你所抽题目的要求，边操作边口述，时间 10 分钟。

1. 心悸时发时作，胸闷烦躁伴口干口苦 10 天的问诊。

（1）现病史：①主症的时间，程度：心悸发作的频率？起病的缓急？胸闷烦躁有无诱发因素？口干口苦的程度？是否受惊易作？②伴随症状：有无胸闷胸痛？有无失眠多梦？是否大便秘结？小便有何改变？③诊疗经过：是否做过心电图检查？是否确诊？有无治疗，怎样治疗，效果如何？

（2）其他病史：既往史、个人史、家族史、过敏史有无异常？

2. 神庭、关元的定位。

神庭：在头部，前发际正中直上 0.5 寸。

关元：在下腹部，脐中下 3 寸，前正中线上。

3. 关元隔姜灸的操作。

（1）关元的定位：在下腹部，脐中下 3 寸，前正中线上。

（2）隔姜灸操作：①制备姜片：切取生姜片，每片直径 2～3cm，厚 0.2～0.3cm，中间以针刺数孔。②选取适宜体位，充分暴露待灸腧穴。③放置姜片和艾炷，点燃艾炷：将姜片置于穴上，把艾炷置于姜片中心，点燃艾炷尖端，任其自燃。④调适温度：如患者感觉局部灼痛不可耐受，术者可用镊子将姜片一侧夹住端起，稍待片刻，重新放下再灸。⑤更换艾炷和姜片：艾炷燃尽，除去艾灰，更换艾炷依前法再灸。施灸数壮后，姜片焦干萎缩时，应置换新的姜片。⑥把握灸量：一般每穴灸 6～9 壮，至局部皮肤潮红而不起疱为度。灸毕去除姜片及艾灰。

4. 拇指平推法的操作要领。

以拇指螺纹面着力于施术部位或穴位上，余四指置于其前外方以助力，腕关节略屈曲。拇指及腕部主动施力，向其食指方向呈短距离、单向直线推进。在推进的过程中，拇指螺纹面的着力部分应逐渐偏向桡侧，且随着拇指的推进腕关节应逐渐伸直。

40 号题

1. 患者小便浑浊如米泔水的问诊。
2. 列缺、风池的定位。
3. 推搓法的操作要领。
4. 隔附子饼灸的操作。

答题要求：根据你所抽题目的要求，边操作边口述，时间 10 分钟。

1. 患者小便浑浊如米泔水的问诊。

（1）现病史：①主症的时间，程度：小便浑浊如米泔水持续的时间？小便量是否减少？有无诱发因素？尿液中有无絮状凝块物或者血块？②伴随症状：小便是否频数？排尿时尿道是否热涩疼痛？尿时有无阻塞不畅？小腹是否牵引作痛？有无口干口渴？有无腰酸畏寒？有无神疲乏力？大便是否正常？③诊疗经过：是否做过尿常规、膀胱 B 超等相关检查？是否确诊？有无治疗，怎样治疗，效果如何？

（2）其他病史：既往史、个人史、家族史、过敏史有无异常？

2. 列缺、风池的定位。

列缺：在前臂，腕掌侧远端横纹上 1.5 寸，当拇短伸肌腱与拇长展肌腱之间，拇长展肌腱间的凹陷中。简便取穴法：两手虎口自然平直交叉，一手食指按在另一手桡骨茎突上，指尖下凹陷中便是该穴。

风池：在颈后区，枕骨之下，胸锁乳突肌上端与斜方肌上端之间的凹陷中。

3. 推搓法的操作要领。

以单手或双手掌面着力于施术部位。以肘关节为支点，前臂部主动施力，做较快速的推去拉回的搓动。

4. 隔附子饼灸的操作。

①制备附子饼：将附子研成细末用黄酒适量调成泥状，做成直径约 3cm、厚约 0.8cm 的圆饼，中间用针穿刺数孔备用。②选取适宜体位，充分暴露待灸腧穴。③置放附子饼及艾炷：先将附子饼置于穴上，再将中号或大号艾炷置于附子饼上，点燃艾炷尖端，任其自燃。④更换艾炷、附子饼：艾炷燃尽，去艾灰，更换艾炷，依前法再灸，施灸中，若感觉施灸局部灼痛不可耐受，术者用镊子将附子饼一端夹住端起，稍待片刻，重新放下再灸。⑤灸量掌握：灸完规定壮数为止，一般每穴灸 3 ～ 9 壮。⑥灸毕去除附子片及艾灰。

41 号题

1. 咳嗽、咽痛、咳吐黄痰 3 天的问诊。
2. 合谷、百会的定位。
3. 合谷的捻转泻法操作。
4. 无瘢痕灸的操作。

答题要求：根据你所抽题目的要求，边操作边口述，时间 10 分钟。

1. 咳嗽、咽痛、咳吐黄痰 3 天的问诊。

（1）现病史：①主症的时间，程度：咳嗽、咽痛、咳吐黄痰起病的缓急？咳嗽的时间、程度？有无诱发因素？咽痛的程度？咳吐黄痰的量？咳痰难易程度？痰中是否有脓血？气味是否腥臭？②伴随症状：是否伴有恶风、身热？有无鼻流黄涕？有无胸闷呕恶？是口渴喜饮还是渴而不欲饮？是否伴有胁肋胀痛、心烦易怒？③诊疗经过：是否做过胸部 X 线检查？是否确诊？有无治疗，怎样治疗，效果如何？

（2）其他病史：既往史、个人史、家族史、过敏史有无异常？

2. 合谷、百会的定位。

合谷：在手背，第 2 掌骨桡侧的中点处。

百会：在头部，前发际正中直上 5 寸。

3. 合谷的捻转泻法操作。

（1）合谷定位：在手背，第 2 掌骨桡侧的中点处。

（2）捻转泻法：①进针，行针得气。②捻转角度大，频率快，用力重，结合拇指向后、食指向前（右转用力为主）。③反复捻转。④操作时间长。

4. 无瘢痕灸的操作。

无瘢痕灸又名非化脓灸。操作要点：①定取腧穴，宜采取仰卧位或俯卧位，充分暴露待灸部位。②用棉签蘸少许大蒜汁或医用凡士林或涂清水于穴区皮肤，用以黏附艾炷。③将艾炷平置于腧穴上，用线香点燃艾炷顶部，待其自燃，要求每个艾炷不可燃尽，当艾炷燃剩 1/3，患者感觉腧穴局部有灼痛时，即可易炷再灸。④灸满规定壮数为止，一般应灸至腧穴局部皮肤呈现红晕而不起疱为度。

42 号题

1. 患者，女，38 岁，鼻衄，头晕伴乏力的问诊。

2. 委中、关元的定位。

3. 温针灸的操作。

4. 拇指后位捏脊法的操作。

答题要求：根据你所抽题目的要求，边操作边口述，时间 10 分钟。

1. **患者，女，38 岁，鼻衄，头晕伴乏力的问诊。**

（1）现病史：①主症的时间，程度：鼻衄起病的缓急？衄血的颜色和质量？头晕是持续性还是阵发性？乏力的程度？发作有无规律？有无诱发因素？②伴随症状：是否兼齿衄、肌衄？是否有便血、尿血？有无耳鸣、心悸、自汗？有无夜寐不宁？有无神疲倦怠？有无食少、腹胀、便溏？③诊疗经过：是否进行过凝血功能检查？是否确诊？有无治疗，怎样治疗，效果如何？

（2）其他病史：既往史、个人史、家族史、过敏史有无异常？

（3）月经史：既往月经周期是否正常？经量多少？行经期几天？

2. **委中、关元的定位。**

委中：在膝后区，腘横纹中点。

关元：在下腹部，脐中下 3 寸，前正中线上。

3. **温针灸的操作。**

①准备艾卷或艾绒，用剪刀截取 2cm 艾卷一段，将一端中心扎一小孔，深 1～1.5cm；也可选用艾绒，艾绒要柔软，易搓捏。②选取适宜体位，充分暴露待灸腧穴。③留针腧穴常规消毒，直刺进针，行针得气，将针留在适当的深度。④将艾卷有孔的一端经针尾插套在针柄上，插牢，不可偏歪，或将少许艾绒搓捏在针尾上，要捏紧，不可松散，以免滑落，点燃施灸。⑤待艾卷或艾绒完全燃尽成灰时，将针稍倾斜，把艾灰掸落在容器中，每穴每次可施灸 1～3 壮。⑥待针柄冷却后出针。

4. **拇指后位捏脊法的操作。**

两手拇指伸直，两指端分置于脊柱两侧，指面向前；两手食、中指前按，腕关节微屈。以两手拇指与食、中指螺纹面将皮肤捏起，并轻轻提捻，然后向前推行移动。在向前移动的捏脊过程中，两手拇指要前推，而食指、中指则交替前按，两者相互配合，从而交替捏提捻动前行。

43 号题

1. 患者，男性，57 岁，头胀痛，急躁易怒 1 年的问诊。

2. 中极、三阴交的定位。

3. 单手进针法的操作。

4. 风池的指按法操作。

答题要求：根据你所抽题目的要求，边操作边口述，时间 10 分钟。

1. 患者，男性，57 岁，头胀痛，急躁易怒 1 年的问诊。

（1）现病史：①主症的时间，程度：头痛的部位是在颠顶还是两侧，是前额连及眉棱骨疼痛，还是后头部连及项部？胀痛是阵发性还是持续性？起病的缓急？发作有无规律？有无诱发因素？②伴随症状：除伴有急躁易怒外，是否伴有面红目赤，口苦咽干？有无胁痛？是否伴有眩晕欲仆？是否夜寐不宁？大便是否秘结？小便是否短赤？③诊疗经过：是否进行过头颅 CT、脑血流等相关检查？是否确诊？有无治疗，怎样治疗，效果如何？

（2）其他病史：既往史、个人史、家族史、过敏史有无异常？

2. 中极、三阴交的定位。

中极：在下腹部，脐中下 4 寸，前正中线上。

三阴交：在小腿内侧，内踝尖上 3 寸，胫骨内侧缘后际。

3. 单手进针法的操作。

①消毒：腧穴皮肤、医生双手常规消毒。②持针：用拇、食指指腹持针，中指指腹抵住针身下段，使中指指端比针尖略长出或齐平。③指抵皮肤：对准穴位，中指指端紧抵腧穴皮肤。④刺入：拇、食指向下用力按压刺入，中指随之屈曲，快速将针刺入。刺入时应保持针身直而不弯。

4. 风池的指按法操作。

（1）风池的定位：在颈后区，枕骨之下，胸锁乳突肌上端与斜方肌上端之间的凹陷中。

（2）指按法：以拇指螺纹面着力于施术部位，余四指张开，置于相应位置以支撑助力，腕关节屈曲 40°～60°。拇指主动用力，垂直向下按压。当按压力达到所需的力度后，要稍停片刻，然后松劲撤力，再做重复按压，使按压动作既平稳又有节奏性。

44 号题

1.胁肋胀痛，走窜不定 5 天的问诊。

2.太溪、天枢的定位。

3.请演示拇指拨法的操作要点。

4.夹搓法的操作要领。

答题要求：根据你所抽题目的要求，边操作边口述，时间 10 分钟。

1. 胁肋胀痛，走窜不定 5 天的问诊。

（1）现病史：①主症的时间，程度：胁肋胀痛的程度？是阵发性还是持续性？走窜不定的诱因？疼痛是单侧还是双侧？是否放射至左肩背部？有无诱发因素？疼痛是否和情志变化相关？是否跟呼吸和进食有关？②伴随症状：是否胸闷腹胀？有无嗳气频作？疼痛是否得嗳气、矢气减轻？有无喜太息？③诊疗经过：是否进行过肝功能和肝胆 B 超检查？是否确诊？有无治疗，怎样治疗，效果如何？

（2）其他病史：既往史、个人史、家族史、过敏史有无异常？是否有肝炎、胆囊炎、胆结石等病史？

2. 太溪、天枢的定位。

太溪：在踝区，内踝尖与跟腱之间的凹陷中。

天枢：在腹部，横平脐中，前正中线旁开 2 寸。

3. 请演示拇指拨法的操作要点。

用拇指指端着力于肌筋施治部位的一侧，余四指置于相应的位置以助力，拇指用力下压至所需治疗部位。做与肌纤维、肌腱、韧带方向垂直的单向或来回拨动。也可双手拇指重叠进行操作。

4. 夹搓法的操作要领。

施术者以双手掌面夹住施术部位，令受术者肢体放松，以肘关节和肩关节为支点，前臂与上臂部主动施力，做相反方向的较快速搓动，并同时做上下往返移动。

45 号题

1. 患者，男，60 岁，喘咳气涌，痰多质黏色黄的问诊。

2. 抖腰法的操作要领。

3. 通里、神庭的定位。

4. 请演示拍法的操作要点。

答题要求：根据你所抽题目的要求，边操作边口述，时间 10 分钟。

1. 患者，男，60 岁，喘咳气涌，痰多质黏色黄的问诊。

（1）现病史：①主症的时间，程度：患者喘咳气涌发病的时间？发作有无规律？有无诱发因素？痰多质黏色黄出现的时间？痰液是否腥臭难闻？②伴随症状：是否伴有发热？是否胸闷窒塞？是否伴有哮鸣如吼？是否伴有胸痛？痰中是否有脓？是否咯血？是否心慌心悸？有无口渴而喜冷饮？睡眠如何？食欲如何？大小便有无异常？③诊疗经过：是否进行过胸部 X 线片检查？是否确诊？有无治疗，怎样治疗，效果如何？

（2）其他病史：既往史、个人史、家族史、过敏史有无异常？既往是否有慢性阻塞性肺疾病的病史？有无吸烟史？

2. 抖腰法的操作要领。

受术者俯卧位，两手拉住床头或由助手固定其两腋部。以两手握住其两足踝部，两臂伸直，身体后仰，与助手相对用力，牵引其腰部。待受术者腰部放松后，身体前倾，以准备抖动。其后随身体起立之势，瞬间用力，做 1～3 次较大幅度的抖动，使抖动之力作用于腰部，使其产生较大幅度的波浪状运动。

3. 通里、神庭的定位。

通里：在前臂前区，腕掌侧远端横纹上 1 寸，尺侧腕屈肌腱的桡侧缘。

神庭：在头部，前发际正中直上 0.5 寸。

4. 请演示拍法的操作要点。

①五指并拢，掌指关节微屈，拇指盖住拳眼，使掌心空虚，腕关节放松，前臂主动运动，上下挥臂，平稳而有节奏地用虚掌拍击施术部位。②用双掌拍打时，宜双掌交错交替操作。③击打时用力要稳，击打动作连续而有节奏，快慢适中。④击打的力量适中，应因人、因病而异。

第二站 中医临床答辩

01 号题

1. 中医理论体系的特色是什么？

2. 肝胃不和证和肝脾不调证有何异同？

3. 何谓"四气"？四气主要说明药物的什么性质？

（共6题，4～6题见下一试题页）

1. 中医理论体系的特色是什么？

整体观念和辨证论治。

2. 肝胃不和证和肝脾不调证有何异同？

肝脾不调证与肝胃不和证都有肝失疏泄，气机不利之症，如胸胁胀痛或窜痛，善太息，情志抑郁或急躁易怒。但前者具有脾失健运之症，如纳呆腹胀，便溏不爽，或腹痛欲泻，泻后痛减，或大便溏结不调；后者具有胃失和降之症，如胃脘胀满疼痛，呃逆嗳气，吞酸嘈杂，食纳减少。

3. 何谓"四气"？四气主要说明药物的什么性质？

四气是指药物寒、热、温、凉四种不同的药性，又称四性。它反映了药物对人体阴阳盛衰、寒热变化的作用倾向，为药性理论重要组成部分，是说明药物作用的主要理论依据之一。

01 号题

4. 仙方活命饮的药物组成、功用、主治、辨证要点及其配伍特点如何?

5. 普通感冒与时行感冒的区别。

6. 肩部扭伤的取穴,肩髃的主治。

答题要求:根据你所抽题目的要求,进行口头回答,时间 20 分钟。

4. 仙方活命饮的药物组成、功用、主治、辨证要点及其配伍特点如何？

方歌：仙方活命金银花，防芷归陈草芍加，贝母花粉兼乳没，穿山角刺酒煎佳，一切痈毒能溃散，溃后忌服用勿差。

组成：白芷、贝母、防风、赤芍药、当归尾、甘草、皂角刺、穿山甲、天花粉、乳香、没药各一钱，金银花、陈皮各三钱，酒。

功效：清热解毒，消肿溃坚，活血止痛。

主治：阳证痈疡肿毒初起。以局部红肿焮痛，伴身热凛寒，脉数有力为辨证要点。

配伍特点：清热解毒，活血化瘀，通经溃坚诸法为主，佐以透表、行气、化痰散结，其配伍较全面地体现了外科阳证疮疡内治消法的配伍特点。

5. 普通感冒与时行感冒的区别。

普通感冒病情较轻，全身症状不重，少有传变。在气候变化时发病率升高，但无明显流行特点。若1周以上不愈，发热不退或反见加重，应考虑感冒继发他病，传变入里。时行感冒病情较重，发病急，全身症状明显，可以发生传变，化热入里，继发或合并他病，具有广泛的传染性、流行性。

6. 肩部扭伤的取穴，肩髃的主治。

肩部扭伤取阿是穴、肩髃、肩髎、肩贞。

肩髃主治：①肩痛不举，上肢不遂。②瘰疬。③瘾疹。

02 号题

1. 整体观念的内涵是什么？

2. 肝阳上亢证与肝火上炎证的临床表现有何异同？

3. 药性理论中五味的含义是什么？不同味药的作用及主治病证分别是什么？

（共6题，4～6题见下一试题页）

1. 整体观念的内涵是什么?

人体是一个有机整体;人与自然环境相统一;人与社会环境相统一。

2. 肝阳上亢证与肝火上炎证的临床表现有何异同?

①肝阳上亢证与肝火上炎证皆可见气火亢逆的表现,头面部症状均较突出,多见头目胀痛,眩晕耳鸣,面红目赤,急躁易怒,失眠多梦等症。②但前者上实下虚,证属虚实夹杂,并可见腰膝酸软,头重脚轻,舌红少津,脉弦细数等阴亏之象。③后者病情属实,常见胁肋灼痛,口渴喜饮,大便秘结,小便短黄,舌红苔黄,脉弦数等实火炽盛之症。

3. 药性理论中五味的含义是什么? 不同味药的作用及主治病证分别是什么?

五味是指药物有辛、甘、酸、苦、咸五种不同的滋味,有些药还具有淡味或涩味。

(1)辛味药“能散、能行”,具有发散、行气、行血的作用。辛味药多用治表证及气血阻滞之证。

(2)甘味药“能补、能和、能缓”,具有补益、和中、调和药性和缓急止痛的作用。甘味药多用于正气虚弱、身体诸痛及调和药性、中毒解救等几个方面。

(3)酸味药“能收、能涩”,具有收敛、固涩的作用。酸味药多用治体虚多汗、肺虚久咳、久泻肠滑、遗精滑精、遗尿尿频、崩带不止等证。

(4)苦味药“能泄、能燥、能坚”,具有清泄火热、泄降气逆、通泻大便、燥湿、坚阴等作用。苦味药多用治热证、火证、喘咳、呕恶、便秘、湿证、阴虚火旺等证。

(5)咸味药“能下、能软”,具有泻下通便、软坚散结的作用。咸味药多用治大便燥结、痰核、瘿瘤、癥瘕痞块等证。

02 号题

4. 试述大黄牡丹汤主治肠痈的机理。

5. 喘与哮的鉴别。

6. 便秘的主穴及配穴。

答题要求：根据你所抽题目的要求，进行口头回答，时间 20 分钟。

4. 试述大黄牡丹汤主治肠痈的机理。

大黄牡丹汤是治肠痈初起的重要方剂。肠痈一证，多由肠道湿热郁蒸，气血凝聚，热结不散所致。故治宜泄热破瘀，散结消肿。该方苦寒泻下（大黄、芒硝）、清热除湿（冬瓜子）、活血化瘀（桃仁、牡丹皮）三法结合，使湿热、瘀结通过泻下祛除，气血凝滞之结聚经破血而痈肿消散。故可治肠痈初起，少腹肿痞，按之即疼痛如淋，小便自调等。

5. 喘与哮的鉴别。

喘证和哮病都有呼吸急促、困难的表现。喘指气息而言，为呼吸气促困难，甚则张口抬肩，摇身撷肚，是多种肺系疾病的一个症状；哮指声响而言，必见喉中哮鸣有声，亦伴呼吸困难，是一种反复发作的独立性疾病。喘未必兼哮，而哮必兼喘。

6. 便秘的主穴及配穴。

主穴：天枢、大肠俞、上巨虚、支沟。

配穴：热秘配合谷、曲池；气秘配太冲、中脘；冷秘配神阙、关元；虚秘配足三里、脾俞、气海；阴伤津亏配照海、太溪。

03 号题

1. 什么是证？证与疾病和症状有什么关系？

2. 肾阴虚证与肾精不足证的临床表现有何不同？

3. 何谓中药的"七情"？

（共6题，4～6题见下一试题页）

1. 什么是证？证与疾病和症状有什么关系？

证，是机体在疾病发展过程中的某一阶段的病理概括，亦标示着机体对病因作用的整体反应状态。它概括了病变的部位、原因、性质、趋势及邪正关系，以及机体的抗病反应能力等，能够反映疾病发展过程中某一阶段病理变化的本质。

病与证，虽然都是对疾病本质的认识，但病的重点是全过程，而证的重点在现阶段。

疾病和证候都由症状和体征构成，症状和体征是病和证的基本要素。有内在联系的症状和体征组合在一起即构成证候，反映疾病某一阶段或某一类型的病变本质。

各阶段或类型的证候贯串并叠合起来，便是疾病的全过程。疾病由不同的证候组成，而同一证候又可见于不同的疾病过程中。

2. 肾阴虚证与肾精不足证的临床表现有何不同？

①肾阴虚证与肾精不足证同为肾病虚证。②肾阴虚证是指肾阴亏虚，失于濡润，虚热内生所表现的证候。必具阴虚内热的表现，症见男子遗精，早泄，女子经少或经闭，或崩漏，兼见五心烦热，颧红盗汗，舌红无苔，脉细数。③肾精不足证则表现为生殖机能异常，见男子精少不育，女子不孕，性机能低下；或小儿生长发育迟缓，成人早衰等。

3. 何谓中药的"七情"？

前人把单行及其相须、相使、相畏、相杀、相恶、相反六种配伍关系，合称中药的七情。

03 号题

4. 参苓白术散与健脾丸在组成、功用、主治上有何异同？

5. 胸痹与胃痛的鉴别。

6. 肾绞痛下焦湿热证的配穴，合谷的主治。

答题要求：根据你所抽题目的要求，进行口头回答，时间 20 分钟。

4. 参苓白术散与健脾丸在组成、功用、主治上有何异同?

两方均用人参、白术、茯苓、甘草、山药、砂仁,都有健脾益气和胃之功,皆可治疗腹泻。但参苓白术散还配有薏苡仁、莲肉、扁豆、桔梗,故健脾作用较强,并兼渗湿护肺之功,长于治脾虚夹湿之泻;而健脾丸则配有山楂、神曲、麦芽、木香、黄连、肉豆蔻,健脾作用逊于参苓白术散,但兼消食导滞与清热之效,长于治脾虚食滞之泻。

5. 胸痹与胃痛的鉴别。

心在脘上,脘在心下,故有胃脘当心而痛之称,以其部位相近。胸痹之不典型者,其疼痛可在胃脘部,极易混淆。但胸痹以闷痛为主,为时极短,虽与饮食有关,但休息、服药常可缓解。胃脘痛与饮食相关,以胀痛为主,局部有压痛,持续时间较长,常伴有泛酸、嘈杂、嗳气、呃逆等胃部症状。

6. 肾绞痛下焦湿热证的配穴,合谷的主治。

肾绞痛下焦湿热证配委阳、合谷。

合谷的主治:①头痛、齿痛、目赤肿痛、咽喉肿痛、牙关紧闭、口歪、鼻衄、耳聋、痄腮等头面五官病证。②发热恶寒等外感病。③热病。④无汗或多汗。⑤经闭、滞产、月经不调、痛经、胎衣不下、恶露不止、乳少等妇科病证。⑥上肢疼痛、不遂。⑦皮肤瘙痒、荨麻疹等皮肤科病证。⑧小儿惊风、痉证。⑨腹痛、痢疾、便秘等肠腑病证。⑩牙拔出术、甲状腺手术等面口五官及颈部手术针麻常用穴。

04号题

1.何为辨证论治？其在临床如何具体应用？

2.阴虚动风证与血虚生风证有何异同？

3.简述"十八反"的主要内容。

（共6题，4～6题见下一试题页）

1. 何为辨证论治？其在临床如何具体应用？

辨证，就是将四诊所收集的资料、症状、体征，通过分析、综合，辨清疾病的原因、性质、部位以及邪正之间的关系，概括判断为某种性质的证，以探求疾病的本质。论治，又称施治，则是根据辨证的结果，确定相应的治疗原则和方法。

辨证是决定治疗的前提和依据，论治则是解决疾病的手段和方法，辨证论治的过程实质就是认识疾病和治疗疾病的过程。

辨证论治在临床的应用分为同病异治和异病同治两个方面。

2. 阴虚动风证与血虚生风证有何异同？

阴虚动风证与血虚生风证皆属肝风内动的证候，均为肝的阴血亏乏，筋脉失养所致，均属虚证。但前者为阴津亏虚，以手足蠕动伴有阴虚内热证为主，多见于热病后期，或内伤久病阴亏；后者为血液亏虚，以手足震颤，肌肉跳动，肢体麻木，关节拘急伴有血虚见症为特征，多见于急、慢性失血，或内伤久病，营血亏虚。

3. 简述"十八反"的主要内容。

"十八反"的主要内容是：乌头反贝母、瓜蒌、半夏、白及、白蔹；甘草反甘遂、大戟、海藻、芫花；藜芦反人参、丹参、玄参、沙参、细辛、芍药。

04 号题

4.乌梅丸的功用、主治、辨证要点及其配伍特点如何?

5.中风与痫病的鉴别。

6.牙痛的主穴以及胃火牙痛的配穴。

答题要求:根据你所抽题目的要求,进行口头回答,时间 20 分钟。

4. 乌梅丸的功用、主治、辨证要点及其配伍特点如何？

功用：温脏安蛔。

主治：脏寒蛔厥证。以腹痛时作、烦闷呕吐、常自吐蛔、手足厥冷为辨证要点。

配伍特点：①酸苦辛并进，使蛔得酸则静，得辛则伏，得苦则下。②寒热并用，邪正兼顾。

5. 中风与痫病的鉴别。

典型发作的痫病与中风均有突然仆倒、昏不知人等，但痫病有反复发作史，发作时口吐涎沫，两目上视，四肢抽搐，或作怪叫声，可自行苏醒，无半身不遂、口舌喝斜等症。而中风则仆地无声，昏迷持续时间长，醒后常有半身不遂等后遗症。

6. 牙痛的主穴以及胃火牙痛的配穴。

主穴：合谷、颊车、下关。

配穴：胃火牙痛配内庭、二间。

05 号题

1. 什么是同病异治？并举例说明。

2. 风热犯肺证与热邪壅肺证有何异同？

3. 简述"十九畏"的主要内容。

（共 6 题，4 ～ 6 题见下一试题页）

1.什么是同病异治？并举例说明。

同病异治，指同一种病，由于发病的时间、地域不同，或疾病所处的阶段或类型不同，或患者的体质有异，故反映出的证候不同，因而治疗也就有异。本质是"证异则治异"。

如感冒病可因其病因病机和患者体质的不同而出现风寒证、风热证等不同的证候，因而分别采用辛温解表、辛凉解表等相应的治法。

2.风热犯肺证与热邪壅肺证有何异同？

①风热犯肺证与热邪壅肺证两者都属肺的热证，都有咳嗽，痰稠色黄，舌红苔黄，脉数等症状。②风热犯肺证兼有表证，有发热，微恶风寒，口微渴，脉浮数等症，且病程短。③热邪壅肺证属里热证，热象明显，有壮热，口渴饮冷，烦躁不安，脉滑数等症，且病程长。

3.简述"十九畏"的主要内容。

"十九畏"的主要内容是：硫黄畏朴硝，水银畏砒霜，狼毒畏密陀僧，巴豆畏牵牛，丁香畏郁金，牙硝畏京三棱，川乌、草乌畏犀角，人参畏五灵脂，官桂畏赤石脂。

05号题

4.半夏白术天麻汤的药物组成、功用、主治、辨证要点及其配伍特点如何？

5.鼓胀使用逐水法的禁忌证。

6.感冒的主穴，风热感冒的配穴。

答题要求：根据你所抽题目的要求，进行口头回答，时间20分钟。

4. 半夏白术天麻汤的药物组成、功用、主治、辨证要点及其配伍特点如何？

方歌：半夏白术天麻汤，苓草橘红大枣姜，眩晕头痛风痰证，热盛阴亏切莫尝。

组成：半夏一钱五分，天麻、茯苓、橘红各一钱，白术三钱，甘草五分，生姜一片，大枣二枚。

功用：化痰息风，健脾祛湿。

主治：风痰上扰证。以眩晕头痛、舌苔白腻、脉弦滑为辨证要点。

配伍特点：风痰并治，标本兼顾，但以化痰息风治标为主，健脾祛湿治本为辅。为二陈汤加白术、天麻而成。

5. 鼓胀使用逐水法的禁忌证。

鼓胀日久，正虚体弱，或发热，黄疸日渐加深，或有消化道溃疡，曾并发消化道出血，或见出血倾向者，均不宜使用。

6. 感冒的主穴，风热感冒的配穴。

主穴：列缺、合谷、风池、大椎、太阳。

风热感冒配曲池、尺泽。

06 号题

1. 什么是异病同治?

2. 燥邪犯肺证与肺阴虚证有何异同?

3. 举例说明具有哪些特点的药物在入汤剂时应当包煎?

（共6题，4～6题见下一试题页）

1. 什么是异病同治？

异病同治，指几种不同的疾病，在其发展变化过程中出现了大致相同的病机，大致相同的证，故可用大致相同的治法和方药来治疗，其本质是"证同则治同"。

如胃下垂、肾下垂、子宫脱垂、脱肛等不同的病变，在其发展变化过程中，可能出现大致相同的"中气下陷"的病理机制，表现为大致相同的证候，故皆可用补益中气的方法来治疗。

2. 燥邪犯肺证与肺阴虚证有何异同？

①燥邪犯肺证与肺阴虚证均有肺失于滋润的干咳无痰，或痰少而黏，或痰中带血，口咽干燥等症状。②燥邪犯肺证为外燥侵袭，肺津耗伤所致，燥象明显，兼有发热恶寒等外感表证症状，多发生于秋季，病程较短。③肺阴虚证为肺阴亏耗，虚热内生所致，以五心烦热，潮热盗汗，两颧红赤，舌红少津，脉象细数等阴虚见症为特征，发病无明显季节性，且病程较长。

3. 举例说明具有哪些特点的药物在入汤剂时应当包煎？

包煎主要指那些黏性强、粉末状及带有绒毛的药物，宜先用纱布袋装好，再与其他药物同煎，以防止药液浑浊或刺激咽喉引起咳嗽及沉于锅底，加热时引起焦化或糊化。如蛤粉、滑石、青黛、旋覆花、车前子、蒲黄及灶心土等。

06 号题

4.保和丸的功用、主治、辨证要点及其配伍特点如何?

5.胃痛的辨证分型及使用方剂。

6.高热患者热入营血的配穴,血海的主治。

答题要求:根据你所抽题目的要求,进行口头回答,时间 20 分钟。

4. 保和丸的功用、主治、辨证要点及其配伍特点如何？

功用：消食和胃。

主治：食滞胃脘证。以脘腹胀满、嗳腐厌食、苔厚腻、脉滑为辨证要点。

配伍特点：消食导滞与行气、清热、祛湿相伍，使食积得化，胃气得和，热清湿祛，则诸症自除。

5. 胃痛的辨证分型及使用方剂。

胃痛分为寒邪客胃证（良附丸）、饮食伤胃证（保和丸）、肝气犯胃证（柴胡疏肝散）、湿热中阻证（清中汤）、瘀血停胃证（失笑散合丹参饮）、胃阴亏耗证（一贯煎合芍药甘草汤）、脾胃虚寒证（黄芪建中汤）。

6. 高热患者热入营血的配穴，血海的主治。

高热患者热入营血配曲泽、委中、中冲、内关、十宣。

血海的主治：①月经不调、痛经、经闭、崩漏等妇科病证。②湿疹、瘾疹、丹毒、皮肤瘙痒等皮外科病证。③膝股内侧痛。

07 号题

　　1.何谓阴阳？阴阳学说的主要内容是什么？

　　2.怎样根据不同的主证而区分心脉痹阻的病因？

　　3.比较麻黄与桂枝的功效共同点和不同点。

（共6题，4～6题见下一试题页）

1. 何谓阴阳？阴阳学说的主要内容是什么？

阴阳，是对自然界相互关联的某些事物和现象对立双方属性的概括。

阴阳学说的内容包括阴阳对立制约、阴阳互根互用、阴阳交感互藏、阴阳消长平衡和阴阳相互转化 5 个方面。

2. 怎样根据不同的主证而区分心脉痹阻的病因？

刺痛，舌暗或有青紫斑点，脉细涩或结代者，为瘀阻心脉；闷痛，身重困倦，舌苔白腻，脉沉滑或沉涩者，为痰阻心脉；剧痛，得温痛减，形寒肢冷，舌淡苔白，脉沉迟或沉紧者，为寒凝心脉；胀痛，伴胁胀，善太息，舌淡红，脉弦者，为心脉气滞。

3. 比较麻黄与桂枝的功效共同点和不同点。

麻黄与桂枝皆能发汗解表。但麻黄善于宣肺气、开腠理、透毛窍而发汗解表，发汗力强，又善于宣肺而平喘、利水消肿。桂枝善于温通卫阳而发汗解肌，其发汗之力较麻黄温和，又善于温通经脉，助阳化气。

07 号题

4.二陈汤、温胆汤的功用、主治、辨证要点及其配伍特点如何？

5.泄泻与痢疾的鉴别。

6.抽搐的主穴以及热极生风的配穴。

答题要求：根据你所抽题目的要求，进行口头回答，时间 20 分钟。

4.二陈汤、温胆汤的功用、主治、辨证要点及其配伍特点如何？

二陈汤：具有燥湿化痰，理气和中之功。主治湿痰证。以咳嗽、呕恶、痰多色白易咳、舌苔白腻、脉滑为辨证要点。其配伍特点是：散收相合，标本兼顾，燥湿理气祛已生之痰，健脾渗湿杜生痰之源，共奏燥湿化痰、理气和中之效。

温胆汤：具有理气化痰，和胃利胆之功。主治胆郁痰扰证。以心烦不寐、眩悸呕恶、苔白腻、脉弦滑为辨证要点。其配伍特点是：全方半夏、陈皮、生姜偏温，竹茹、枳实偏凉，温凉并用，令全方不寒不燥，理气化痰以和胃，胃气和降则胆郁得舒，痰浊得祛则胆无邪扰，如是则复其宁谧而诸症自愈。

5.泄泻与痢疾的鉴别。

两者均为大便次数增多、粪质稀薄的病证。泄泻以大便次数增加，粪质稀溏，甚则如水样，或完谷不化为主症，大便不带脓血，也无里急后重，或无腹痛。而痢疾以腹痛、里急后重、便下赤白脓血为特征。

6.抽搐的主穴以及热极生风的配穴。

主穴：水沟、合谷、太冲、阳陵泉。

热极生风配大椎、曲池、中冲。

08 号题

1. 举例说明阴阳学说在中医学的应用。
2. 痰蒙心神证与痰火扰神证如何鉴别?
3. 简述薄荷的功效、用法用量、使用注意。

（共 6 题，4 ～ 6 题见下一试题页）

1. 举例说明阴阳学说在中医学的应用。

（1）组织结构上，人体的脏腑组织分阴阳，如脏属阴，腹属阳，经络分为阴经和阳经。

（2）生理功能上，人体的正气分为阴阳两个方面，二者协调平衡才能保证机体健康，即"阴平阳秘，精神乃治"。

（3）病理变化上，用阴阳失调解释疾病发生机理，"阳盛则热，阴盛则寒""阳胜则阴病，阴胜则阳病"。

（4）疾病诊断上，四诊分阴阳，八纲辨证中阴阳是总纲，其中表热实属于阳证，里寒虚属于阴证。

（5）疾病治疗上，"调整阴阳"是疾病的基本治疗原则。阴阳还可以归纳药物的性味，四气中温热属阳，寒凉属阴；五味中辛甘属于阳，酸苦咸属阴。

2. 痰蒙心神证与痰火扰神证如何鉴别？

两证都以精神、情志失常为主症，都有痰盛的症状，都属心的实证。但痰蒙心神证多表现为癫，或痫，无明显热象；痰火扰神证多表现为狂，且热象突出。

3. 简述薄荷的功效、用法用量、使用注意。

薄荷的功效是疏散风热，清利头目，利咽透疹，疏肝行气。此外，本品芳香辟秽，兼能化湿和中。薄荷煎服，3～6g；入汤剂宜后下。薄荷叶长于发汗解表，薄荷梗偏于行气和中。使用时应注意，本品芳香辛散，发汗耗气，故体虚多汗者不宜使用。

08 号题

4. 贝母瓜蒌散的功用、主治、辨证要点及其配伍特点如何？

5. 胁痛与悬饮的区别。

6. 遗尿的主穴，关元的主治。

答题要求：根据你所抽题目的要求，进行口头回答，时间 20 分钟。

4. 贝母瓜蒌散的功用、主治、辨证要点及其配伍特点如何？

功效：润肺清热，理气化痰。

主治：燥痰咳嗽。以咳嗽呛急、咳痰难出、咽喉干燥、苔白而干为辨证要点。

配伍特点：清润宣化并用，肺脾同调，而以润肺化痰为主，且润肺而不留痰，化痰又不伤津，如此则肺得清润而燥痰自化，宣降有权而咳嗽自平。

5. 胁痛与悬饮的区别。

悬饮胁痛为饮留胁下，胸胁胀痛，持续不已，伴见咳嗽、咳痰，咳嗽或呼吸时疼痛加重，喜向病侧睡卧，患侧胁间饱满，叩呈浊音，或兼发热，一般不难鉴别。

6. 遗尿的主穴，关元的主治。

主穴：关元、中极、膀胱俞、三阴交。

关元的主治：①中风脱证、虚劳羸瘦、脱肛、阴挺等元气虚损所致病证。②遗精、阳痿、早泄、不育等男科病证。③崩漏、月经不调、痛经、闭经、不孕、带下等妇科病证。④遗尿、癃闭、尿频、尿急等泌尿系病证。⑤腹痛、泄泻、脱肛、便血等肠腑病证。⑥保健要穴。

09 号题

1. 何谓五行？五行的特性如何？
2. 临床上如何鉴别亡阴证和亡阳证？
3. 简述柴胡的功效、主治病证。

（共 6 题，4～6 题见下一试题页）

1. 何谓五行？五行的特性如何？

五行是指木、火、土、金、水五种物质的运动。五行的特性分别是木曰曲直，火曰炎上，土爰稼穑，金曰从革，水曰润下。

2. 临床上如何鉴别亡阴证和亡阳证？

亡阴证的特点为汗热味咸、肌肤温热、喘息烦躁、渴喜冷饮、面舌色红、脉细数；亡阳证则表现为汗冷味淡、肌肤逆冷、气息微弱、口不渴、面色苍白、舌淡而润、脉微欲绝。

3. 简述柴胡的功效、主治病证。

柴胡的功效是解表退热，疏肝解郁，升举阳气。主治表证发热，少阳证，肝郁气滞，以及气虚下陷、脏器脱垂。此外，本品还可退热截疟，又常用治疟疾寒热。

09 号题

4. 独活寄生汤的药物组成、功用、主治、辨证要点及其配伍特点如何?

5. 阳黄与阴黄的鉴别。

6. 哮喘虚证的主穴，肺俞的主治。

答题要求：根据你所抽题目的要求，进行口头回答，时间 20 分钟。

4.独活寄生汤的药物组成、功用、主治、辨证要点及其配伍特点如何？

独活寄生汤方歌：独活寄生尤防辛，芎归地芍桂苓均，杜仲牛膝人参草，冷风顽痹屈能伸。

组成：独活三两，桑寄生、杜仲、牛膝、细辛、秦艽、茯苓、肉桂心、防风、川芎、人参、甘草、当归、芍药、干地黄各二两。

功效：祛风湿，止痹痛，益肝肾，补气血。

主治：痹证日久，肝肾两虚，气血不足之证。以腰膝冷痛、肢节屈伸不利、心悸气短、脉细弱为辨证要点。

配伍特点：以祛风寒湿邪为主，辅以补肝肾、益气血之品，邪正兼顾，祛邪不伤正，扶正不留邪。

5.阳黄与阴黄的鉴别。

阳黄与阴黄均有身黄、目黄、小便黄。阳黄为黄色鲜明，发病急，病程短，伴有发热、口干苦、舌苔黄腻、脉弦。急黄为阳黄重症，起病急，黄色如金，伴有神昏、发斑、出血等危候。阴黄黄色晦暗，病程长，病势缓，伴有纳少、乏力、舌淡、脉沉迟或细缓。

6.哮喘虚证的主穴，肺俞的主治。

主穴：肺俞、膏肓、肾俞、太渊、太溪、足三里、定喘。

肺俞的主治：①鼻塞、咳嗽、气喘、咯血等肺系病证。②骨蒸潮热、盗汗等阴虚病证。③背痛。④皮肤瘙痒，瘾疹。

10 号题

1.五行之间的关系如何?

2.阴虚证的辨证要点是什么?

3.比较石膏与知母药性、功效、主治病证的共同点与不同点。

(共6题,4～6题见下一试题页)

1. 五行之间的关系如何？

生理状态下，五行之间存在相生相克的关系，使五行达到制化状态；病理状态下，相生关系紊乱会出现母子相及，相克关系紊乱则导致相乘和相侮。

2. 阴虚证的辨证要点是什么？

①本证以阴液亏虚，虚热内生为主要病机。②以午后潮热、五心烦热、颧红盗汗、尿少色黄、舌红绛少苔、脉细数等虚热症状为辨证依据。③有形体消瘦、口咽干燥、大便干燥等阴液不足之症。

3. 比较石膏与知母药性、功效、主治病证的共同点与不同点。

石膏、知母均具有甘寒性味，均主归肺胃经，同具有清热泻火、除烦止渴等功效，可用治温病气分热盛及肺热咳嗽等证。但石膏味兼辛，泻火之中长于清解，重在清泻肺胃实火，肺热喘咳、胃火头痛、牙痛多用；知母味兼苦而质润，兼入肾经，泻火之中长于清润，善生津润燥，肺热燥咳、内热骨蒸、消渴、肠燥便秘多用。

10 号题

4. 苓桂术甘汤的功用、主治、辨证要点及其配伍特点如何?

5. 消渴的辨证分型及其辨证要点。

6. 胃痛的主穴，中脘的主治。

答题要求：根据你所抽题目的要求，进行口头回答，时间 20 分钟。

4. 苓桂术甘汤的功用、主治、辨证要点及其配伍特点如何？

功效：温阳化饮，健脾利湿。

主治：中阳不足之痰饮。以胸胁支满、目眩心悸、舌苔白滑为辨证要点。

配伍特点：温而不燥，利而不峻，标本兼顾，配伍严谨，为治疗痰饮病之和剂。

5. 消渴的辨证分型及其辨证要点。

消渴的辨证分为上、中、下三消。上消属肺热津伤证，以烦渴多饮，口干舌燥，尿频量多，舌边尖红，苔薄黄，脉洪数为特征。中消属胃热炽盛证，以多食易饥，口渴，尿多，形体消瘦，大便干燥，苔黄，脉滑实有力为特征。下消包括肾阴亏虚证和阴阳两虚证。其中，肾阴亏虚证以尿频量多，浑浊如脂膏，或尿甜，腰膝酸软，乏力，头晕耳鸣，口干唇燥，皮肤干燥，瘙痒，舌红苔少，脉细数为特征；阴阳两虚证以小便频数，浑浊如膏，甚至饮一溲一，面容憔悴，耳轮干枯，腰膝酸软，四肢欠温，畏寒肢冷，阳痿或月经不调，舌苔淡白而干，脉沉细无力为特征。

6. 胃痛的主穴，中脘的主治。

（1）胃痛的主穴：中脘、足三里、内关。

（2）中脘的主治：①胃痛、呕吐、完谷不化、食欲不振、腹胀、泄泻、小儿疳积等脾胃病证。②癫痫、不寐等神志病证。③黄疸。

11 号题

1.何为相乘和相侮？二者的区别是什么？

2.试比较气虚血瘀证和气滞血瘀证的临床表现有何异同？

3.简述黄芩、黄连、黄柏的性味、功效的异同。

（共6题，4～6题见下一试题页）

1. 何为相乘和相侮？二者的区别是什么？

（1）相乘：是指五行中一行对其所胜的过度制约或克制，又称倍克、过克。相乘的次序与相克相同，即木乘土，土乘水，水乘火，火乘金，金乘木。

（2）相侮：是指五行中一行对其所不胜的反向制约和克制，又称反克、反侮。顺序是木侮金，金侮火，火侮水，水侮土，土侮木。

二者都属不正常的相克现象。相乘与相侮可同时发生，均可由"太过""不及"引起，相乘是按五行相克次序发生的过度克制，相侮是按五行相克次序发生的反向克制。

2. 试比较气虚血瘀证和气滞血瘀证的临床表现有何异同？

两证均有胸胁刺痛拒按，舌暗或见紫斑，脉涩等血瘀的症状。但气滞血瘀证的疼痛兼有胀闷，走窜作痛，并见性情急躁，胁下痞块，经闭或痛经，舌质紫暗等气滞的症状。而气虚血瘀证的疼痛以痛处不移为特点，并兼有面色淡白，身倦乏力，少气懒言，自汗，舌淡紫，脉沉等气虚的症状。

3. 简述黄芩、黄连、黄柏的性味、功效的异同。

黄芩、黄连、黄柏三药性味苦寒，黄连为苦寒之最，黄柏次之，黄芩较小。三药均能清热燥湿，泻火解毒，但黄芩偏泻上焦肺火；黄连偏泻中焦胃火，并长于泻心火；黄柏偏泻下焦相火，能除骨蒸。

11 号题

4.完带汤的药物组成、功用、主治、辨证要点及其配伍特点如何?

5.鼓胀的成因。

6.虚脱的主穴及配穴。

答题要求：根据你所抽题目的要求，进行口头回答，时间20分钟。

4. 完带汤的药物组成、功用、主治、辨证要点及其配伍特点如何?

组成：白术一两，苍术三钱，山药一两，人参二钱，白芍五钱，车前子三钱，甘草一钱，陈皮五分，黑芥穗五分，柴胡六分。

功效：补脾疏肝，化湿止带。

主治：脾虚肝郁，湿浊带下。以带下清稀色白、舌淡苔白、脉濡缓为辨证要点。

配伍特点：寓补于散，寄消于升，培土抑木，肝脾同治。

5. 鼓胀的成因。

本病病因与酒食不节，情志刺激，虫毒感染，病后续发有关。病机为肝脾肾受损，气滞、血瘀、水停腹中。病理性质属本虚标实。病位主要在于肝、脾，久则及肾。

6. 虚脱的主穴及配穴。

主穴：素髎、水沟、内关。

配穴：亡阳者配气海、关元、足三里；亡阴者配太溪、涌泉；神志昏迷者配中冲；肢冷脉微者配神阙、百会。

12 号题

　　1. 试述根据五行相克确立的治疗原则和方法。

　　2. 何谓血虚证？临床表现有哪些？

　　3. 金银花的功效、主治是什么？

　　（共6题，4～6题见下一试题页）

1. 试述根据五行相克确立的治疗原则和方法。

根据五行相克规律确立的治疗原则是"抑强""扶弱",相应的治法包括抑木扶土法、佐金平木法、培土制水法、泻南补北法。

2. 何谓血虚证? 临床表现有哪些?

血虚证是指血液亏虚,脏腑经络、形体官窍失其濡养所表现的证候。常由失血过多,或生血不足,或思虑过度,暗耗阴血所引起。临床表现为面色淡白无华或萎黄,口唇、爪甲色淡,头晕目眩,或心悸,失眠,多梦,或手足拘挛麻木,或妇女月经量少色淡,或月经后期,或经闭,舌淡苔白,脉细。

3. 金银花的功效、主治是什么?

金银花的功效是清热解毒,疏散风热,兼能凉血止痢。主要用治一切痈肿疔疮;外感风热和温病初起以及热毒血痢。金银花又具疏散风热、透营转气之功,故对于温热病邪在卫气营血之各阶段,均可使用。

12 号题

4.茵陈蒿汤的功用、主治、辨证要点及其配伍特点如何?

5.外感头痛的辨证分型及辨证要点。

6.漏肩风的主穴,气血虚弱证的配穴。

答题要求:根据你所抽题目的要求,进行口头回答,时间 20 分钟。

4. 茵陈蒿汤的功用、主治、辨证要点及其配伍特点如何？

功效：清热，利湿，退黄。

主治：湿热黄疸。以一身面目俱黄、黄色鲜明、舌苔黄腻、脉沉数或滑数有力为辨证要点。

配伍特点：利湿与泄热并进，通利二便，前后分消，湿邪得除，瘀热得祛，黄疸自退。

5. 外感头痛的辨证分型及辨证要点。

头痛辨证首分外感和内伤。外感头痛包括：①风寒头痛，以头痛时作，痛连项背，恶风畏寒，遇风尤剧，口不渴，苔薄白，脉浮紧为特征。②风热头痛，以头痛而胀，甚则头胀如裂，发热或恶风，面红目赤，口渴喜饮，大便不畅，或便秘溲赤，舌尖红，苔薄黄，脉浮数为特征。③风湿头痛，以头痛如裹，肢体困重，胸闷纳呆，大便溏薄，苔白腻，脉濡为特征。

6. 漏肩风的主穴，气血虚弱证的配穴。

主穴：肩髃、肩髎、肩贞、阿是穴、阳陵泉、条口透承山。

气血虚弱证配足三里、气海。

13号题

1. 何谓藏象？藏象学说的特点是什么？

2. 气虚证的辨证要点是什么？

3. 简述生地黄、玄参的功用区别。

（共6题，4～6题见下一试题页）

1. 何谓藏象？藏象学说的特点是什么？

藏象是指藏于体内的脏腑组织器官及其表现在外的生理病理现象。藏象学说的特点是以五脏为中心的整体观。

2. 气虚证的辨证要点是什么？

①本证以元气不足，功能减退为主要病机。②以少气懒言、身倦乏力、自汗出、舌淡苔白、脉虚无力等为其辨证依据。③可兼见头晕目眩、面色淡白、劳累后加重等症状。

3. 简述生地黄、玄参的功用区别。

生地黄、玄参均能清热凉血，养阴生津，治疗热入营血、热病伤阴、阴虚内热等病证。但生地黄清热凉血力较大，故血热出血、内热消渴多用；玄参泻火解毒力较强，故咽喉肿痛、痰火瘰疬多用。

13 号题

4. 八正散与小蓟饮子的鉴别。

5. 水肿的治疗原则。

6. 呕吐之饮食停滞证的取穴，天枢的主治。

答题要求：根据你所抽题目的要求，进行口头回答，时间 20 分钟。

4. 八正散与小蓟饮子的鉴别。

二方均具利水通淋之功，主治淋证。但小蓟饮子长于凉血止血，用治热结下焦，损伤血络之血淋、尿血；而八正散长于清热泻火，用治湿热蕴蓄下焦之湿热淋证。

5. 水肿的治疗原则。

发汗、利尿、泻下逐水为治疗水肿的三条基本原则。

6. 呕吐之饮食停滞证的取穴，天枢的主治。

呕吐主穴：中脘、足三里、内关。饮食停滞证配梁门、天枢。

天枢主治：①绕脐腹痛、腹胀、便秘、泄泻、痢疾等脾胃肠病证。②癥瘕、月经不调、痛经等妇科病证。

14 号题

1. 脏腑的分类及其各自的生理特点。

2. 实寒证的临床表现有哪些?

3. 简述大黄的功效、主治病证、用法用量和使用注意。

（共 6 题，4～6 题见下一试题页）

1. 脏腑的分类及其各自的生理特点。

脏腑分为五脏（肝、心、脾、肺、肾）、六腑（胆、胃、小肠、大肠、膀胱和三焦）和奇恒之腑（脑、髓、骨、脉、胆、女子胞）。五脏的生理特点是"藏而不泻，满而不实"，六腑的生理特点是"泻而不藏，实而不满"，奇恒之腑的生理特点是贮藏精气。

2. 实寒证的临床表现有哪些？

临床表现有恶寒喜暖，面色苍白，四肢欠温，腹冷痛拒按，大便溏泄或冷秘，或咳喘痰鸣，口淡多涎，小便清长，脉迟有力或沉紧。

辨证要点：①本证以寒邪直中脏腑，阳气被遏为主要病机。②以突出的寒象，以及冷痛拒按、脉迟有力或沉紧等邪盛特征为辨证依据。

3. 简述大黄的功效、主治病证、用法用量和使用注意。

功效：泻下攻积，清热泻火，凉血解毒，逐瘀通经。此外，尚可破痰实，通脏腑，降湿浊。

主治病证：①积滞便秘。②血热吐衄，目赤咽肿，牙龈肿痛。③热毒疮疡，肠痈，烧烫伤。④瘀血诸证。⑤湿热痢疾，黄疸，淋证。

用法用量：煎服，3 ～ 15g；用于泻下不宜久煎。外用适量。

使用注意：脾胃虚弱者慎用；孕妇及月经期、哺乳期妇女应慎用。

14 号题

4.甘露消毒丹与三仁汤的鉴别。

5.淋证与癃闭的区别。

6.腰部扭伤的主穴和配穴。

答题要求：根据你所抽题目的要求，进行口头回答，时间 20 分钟。

4. 甘露消毒丹与三仁汤的鉴别。

二方均为清热利湿之剂，治疗湿热留滞气分证。三仁汤配伍滑石、通草、竹叶三焦分消，重在祛湿，宣畅气机，故宜用于湿多热少、气机阻滞之湿温初起或暑温夹湿证；甘露消毒丹重用滑石、茵陈、黄芩，配伍悦脾和中、清热解毒之品，清热利湿并重，兼可化浊解毒，故宜用于湿热并重，疫毒上攻之证。

5. 淋证与癃闭的区别。

淋证主要表现为小便频数短涩，淋沥刺痛，主要症状为尿频、尿急和疼痛。癃闭是以小便量少、排尿困难甚至小便闭塞不通为特征的病证。其中，尿液滴落，称为癃，而尿液不滴落，则称为闭。淋证与癃闭是两种不同的疾病，都有排尿异常，但主要症状不同。因此，在区分两者时，可以通过查看主要症状来区分。

6. 腰部扭伤的主穴和配穴。

主穴：阿是穴、局部腧穴。

腰部取大肠俞、腰痛点、委中。

15 号题

1.心主血脉功能正常的条件是什么？其中哪个因素最关键？

2.什么是虚证？哪些原因可导致虚证？

3.简述巴豆的用量用法及使用注意。

（共6题，4～6题见下一试题页）

1. 心主血脉功能正常的条件是什么？其中哪个因素最关键？

心主血脉功能正常的条件是心气充沛、血液充盈、脉道流利。其中心气充沛是关键，气足方能行血。

2. 什么是虚证？哪些原因可导致虚证？

虚证是指人体正气不足所表现的证候。多因先天不足和后天失调所致，但以后天失调为主，如情志内伤，饮食失调，劳逸过度，房室不节，产育过多，久病失治等原因，损伤人体正气均可成为虚证。虚证包括精、气、血、阴、阳、津液不足，以及脏腑各种不同的虚损。

3. 简述巴豆的用量用法及使用注意。

用量用法：巴豆入丸散服，每次 0.1 ～ 0.3g。大多制成巴豆霜用，以减低毒性。

使用注意：孕妇及体弱者忌用。不宜与牵牛子同用。

15 号题

4.真武汤、实脾散、防己黄芪汤、五苓散均能治水肿，临床运用有何区别?

5.心悸痰火扰心证的临床表现是什么? 其治疗常用的代表方剂及药物组成是什么?

6.水肿的常见病因病机是什么? 病位在何脏?

答题要求：根据你所抽题目的要求，进行口头回答，时间 20 分钟。

4.真武汤、实脾散、防己黄芪汤、五苓散均能治水肿，临床运用有何区别？

四方均能治水肿。但真武汤与实脾散均有温暖脾肾之功，均能助阳行水。而真武汤偏于温肾，实脾散偏于暖脾。真武汤温阳利水，兼能敛阴缓急，故主治阳虚水停兼有腹痛或身𥆧动之证；实脾散强于散寒利水，兼有行气化滞之功，故主治阳虚水肿而有胸腹胀满者；防己黄芪汤功可益气祛风，健脾利水，故主治卫表不固，外受风邪，以致水湿郁于肌表之风水或风湿，以汗出恶风，身重，舌淡苔白，脉浮为特征；五苓散重在渗湿利水，兼健脾化气，故用于膀胱气化不利，水湿内停之水肿，伴小便不利，泄泻，或烦渴欲饮，水入即吐，或脐下动悸，苔白，脉浮缓等。

5.心悸痰火扰心证的临床表现是什么？其治疗常用的代表方剂及药物组成是什么？

临床表现：心悸时发时止，受惊易作，胸闷烦躁，失眠多梦，口干苦，大便秘结，小便短赤，舌红，苔黄腻，脉弦滑。

代表方剂：黄连温胆汤。

药物组成：半夏，陈皮，茯苓，甘草，枳实，竹茹，黄连，大枣。

6.水肿的常见病因病机是什么？病位在何脏？

病因：①风邪袭表。②疮毒内犯。③外感水湿。④饮食不节。⑤禀赋不足，久病劳倦。

病机：肺失通调，脾失转输，肾失开阖，三焦气化不利。

病位：在肺、脾、肾，而关键在肾。

16 号题

1. 肺的生理功能有几个方面?

2. 临床怎样鉴别寒证与热证?

3. 简述威灵仙的功效及使用注意。

（共 6 题，4～6 题见下一试题页）

1. 肺的生理功能有几个方面?

肺主气,司呼吸;肺主宣发肃降;肺主通调水道;肺朝百脉,主治节。

2. 临床怎样鉴别寒证与热证?

辨别寒证与热证,不能孤立地根据某一症状进行判断,应对疾病的全部表现进行综合观察。若患者恶寒喜暖、口不渴、面色白、四肢逆冷、大便稀溏、小便清长、舌淡苔白滑、脉迟或紧,则属寒证。若患者恶热喜凉、渴喜冷饮、面色红赤、四肢灼热、大便干结、尿少色黄、舌红苔黄、脉数,则属热证。

3. 简述威灵仙的功效及使用注意。

功效:祛风湿,通络止痛,消骨鲠。还有消痰逐饮的作用。

使用注意:本品辛散走窜,气血虚弱者慎服。

16 号题

4. 养阴清肺汤、百合固金汤的功用、主治、辨证要点及其配伍特点如何？

5. 郁证的定义及辨证分型。

6. 泄泻的主穴，寒湿证的配穴。

答题要求：根据你所抽题目的要求，进行口头回答，时间 20 分钟。

4. 养阴清肺汤、百合固金汤的功用、主治、辨证要点及其配伍特点如何?

养阴清肺汤:具有养阴清肺,解毒利咽之功。主治白喉之阴虚燥热证。以喉间起白如腐、不易拭去、咽喉肿痛、鼻干唇燥、脉数无力为辨证要点。其配伍特点是:①邪正兼顾,养肺肾之阴以扶其正。②凉血解毒,散邪利咽以祛其邪。

百合固金汤:具有滋养肺肾,止咳化痰之功。主治肺肾阴亏,虚火上炎证。以咳嗽气短、咽喉燥痛、舌红少苔、脉细数为辨证要点。其配伍特点是:①滋肾保肺,金水并调,尤以润肺止咳为主。②滋养之中兼以凉血止血,宣肺化痰,标本兼顾但以治本为主。

5. 郁证的定义及辨证分型。

定义:郁证是由于情志不舒,气机郁滞所致,以心情抑郁、情绪不宁、胸部满闷、胁肋胀痛,或易怒易哭,或咽中如有异物梗塞等症为主要临床表现的一类病证。脏躁、梅核气等属于本病范畴。

辨证分型:肝气郁结证、痰气郁结证、心神失养证、心脾两虚证。

6. 泄泻的主穴,寒湿证的配穴。

急性泄泻主穴:天枢、上巨虚、阴陵泉、水分。慢性泄泻主穴:神阙、天枢、足三里、公孙。

配穴:寒湿内盛配神阙。

17 号题

1. 何谓脾主升？其生理病理意义是什么？
2. 何谓八纲辨证？
3. 试述独活与羌活异同点。

（共 6 题，4～6 题见下一试题页）

1. 何谓脾主升？其生理病理意义是什么？

脾主升是指脾气具有向上运动以维持水谷精微的上输和内脏位置相对稳定的生理特性。①脾主升清，指脾气的升动转输作用，将胃肠道吸收的水谷精微和水液上输于心、肺等脏，通过心、肺的作用化生气血，以营养濡润全身。②脾主升举，脾气的升举作用，可以维持内脏的相对恒定。

脾能升清，则水谷精微能够正常吸收和输布，且内脏不致下垂。若脾气虚弱，清气不升，则水谷不化，气血生化乏源，而见神疲乏力、头晕目眩、腹胀、便溏等症；或使脾气下陷，内脏下垂。

2. 何谓八纲辨证？

八纲辨证是指在掌握四诊收集的资料基础上，根据病位的浅深、疾病性质的寒热、正邪斗争的盛衰、疾病类别的阴阳等，运用八纲理论进行分析的辨证方法。

3. 试述独活与羌活异同点。

二药均能祛风胜湿、止痛、解表，常用治风寒湿痹和外感风寒表湿证。若一身尽痛，则二药常相须为用。羌活气味较浓，发散解表力强，善治上部风寒湿痹痛；独活气味较淡，性较和缓，善治下部风寒湿痹痛，其解表力不及羌活。

17 号题

4.麦门冬汤和增液汤的主治病证比较。

5.血证的治疗原则。

6.委中、水沟的主治。

答题要求：根据你所抽题目的要求，进行口头回答，时间 20 分钟。

4. 麦门冬汤和增液汤的主治病证比较。

二方均治内燥证，症见口燥咽干、舌干红、脉细数。麦门冬汤兼见咳吐涎沫，气喘短气，或气逆呕吐，苔少，脉虚数；增液汤兼见阳明温病，津亏便秘证。

5. 血证的治疗原则。

对血证的治疗可归纳为治火、治气、治血三个原则。

（1）治火：实火当清热泻火，虚火当滋阴降火，并应结合受病脏腑的不同，分别选用适当的方药。

（2）治气：对实证当清气降气，虚证当补气益气。

（3）治血：《血证论·吐血》说："存得一分血，便保得一分命。"要达到治血的目的，最主要的是根据各种证候的病因病机进行辨证论治，其中包括适当地选用凉血止血、收敛止血或活血止血的方药。

6. 委中、水沟的主治。

（1）委中：①腰背痛、下肢痿痹等。②急性腹痛、急性吐泻等急症。③癃闭、遗尿等泌尿系病证。④丹毒、瘾疹、皮肤瘙痒、疔疮等血热病证。

（2）水沟：①昏迷、晕厥、中风、中暑、休克、呼吸衰竭等急危重症，为急救要穴之一。②癔症、癫狂痫、急慢惊风等神志病证。③鼻塞、鼻衄、面肿、口㖞、齿痛、牙关紧闭等面鼻口部病证。④闪挫腰痛。

18 号题

1. 肾与形体官窍的关系。

2. 正常脉象的特点。

3. 简述防己的功效、主治证及使用注意。

（共 6 题，4～6 题见下一试题页）

1. 肾与形体官窍的关系。

肾在志为恐，在体合骨，其华在发，在液为唾，开窍于耳和二阴，与冬气相应。

2. 正常脉象的特点。

平脉具有胃、神、根三个特点。有胃即脉来和缓、从容、流利；有神即应指脉律整齐，柔和有力；有根即尺脉有力，沉取不绝。

3. 简述防己的功效、主治证及使用注意。

功效：祛风湿，止痛，利水消肿。

主治：①风湿痹证。②水肿，小便不利，脚气。③湿疹疮毒。

使用注意：本品大苦大寒易伤胃气，胃纳不佳及阴虚体弱者慎服。

18 号题

4.藿香正气散的功用、主治、辨证要点及其配伍特点如何？

5.简述虚劳的治疗原则。

6.高热的取穴；大椎的主治。

答题要求：根据你所抽题目的要求，进行口头回答，时间 20 分钟。

4. 藿香正气散的功用、主治、辨证要点及其配伍特点如何？

功效：解表化湿，理气和中。

主治：外感风寒，内伤湿滞证。以恶寒发热、上吐下泻、舌苔白腻为辨证要点。

配伍特点：外散风寒与内化湿滞相伍，健脾利湿与理气和胃共施，使风寒外散，湿浊内化，气机通畅，脾胃调和，清升浊降，则吐泻自已。

5. 简述虚劳的治疗原则。

对于虚劳的治疗，以补益为基本原则。正如《素问·三部九候论》说："虚则补之。"在进行补益的时候，一是必须根据病理属性的不同，分别采取益气、养血、滋阴、温阳的治疗方药；二是要密切结合五脏病位的不同而选方用药，以加强治疗的针对性。

6. 高热的取穴；大椎的主治。

（1）高热的选穴：①主穴，大椎、曲池、合谷、外关、十二井。②配穴，风热表证配鱼际；肺热证配少商、尺泽；气分热盛配内庭；热入营血配曲泽、委中、中冲、内关、十宣；神昏谵语配水沟。

（2）大椎的主治：①恶寒发热、疟疾等外感病证。②热病，骨蒸潮热。③咳嗽、气喘等肺气失于宣降证。④癫狂痫、小儿惊风等神志病证。⑤风疹、痤疮等皮肤疾病。⑥项强、脊痛等脊柱病证。

19 号题

1. 为什么说"胃以通为用"？

2. 试述涩脉的脉象、主病及形成原理。

3. 简述苍术、藿香、佩兰三药化湿之力的差别。

（共 6 题，4～6 题见下一试题页）

1. 为什么说"胃以通为用"？

胃属于六腑之一。六腑的共同生理特点是传化水谷，泻而不藏，以通为用。胃的生理功能是受纳腐熟水谷，主通降，以降为和。

2. 试述涩脉的脉象、主病及形成原理。

涩脉在脉象表现上为脉来应指艰涩不畅，来往犹如"轻刀刮竹"。在主病上，涩而无力主精亏血少之虚证；涩而有力主气滞血瘀之实证。涩脉的形成，或因于精亏血少，不能充盈濡养脉道而脉道失畅，故脉来艰涩；或因于气滞血瘀，脉道壅塞而气机不利，以致脉气失畅，脉来艰涩。

3. 简述苍术、藿香、佩兰三药化湿之力的差别。

苍术、藿香、佩兰均为芳香化湿药，具有化湿之力，用于湿阻中焦。但苍术苦温燥烈，可燥湿健脾，不仅适用于湿阻中焦，亦可用于其他湿邪泛滥之证；而藿香、佩兰性微温或平，以化湿醒脾为主，多用于湿邪困脾之证。

19 号题

4.羚角钩藤汤、镇肝息风汤、天麻钩藤饮的功用、主治、辨证要点及其配伍特点如何？

5.简述血证的成因。

6.针灸起针后出现血肿的处理。

答题要求：根据你所抽题目的要求，进行口头回答，时间 20 分钟。

4. 羚角钩藤汤、镇肝息风汤、天麻钩藤饮的功用、主治、辨证要点及其配伍特点如何？

羚角钩藤汤：具有凉肝息风，增液舒筋之功。主治热盛动风证。以高热烦躁、手足抽搐、舌绛而干为辨证要点。其配伍特点是：以凉肝息风为主，配伍滋阴、化痰、安神之品，标本兼治，为凉肝息风法的代表方。

镇肝息风汤：具有镇肝息风，滋阴潜阳之功。主治类中风。以头目眩晕、脑部热痛、面色如醉、脉弦长有力为辨证要点。其配伍特点是：重用潜镇，配伍滋阴、疏肝之品，共成标本兼治，而以治标为主的良方。

天麻钩藤饮：具有平肝息风，清热活血，补益肝肾之功。主治肝阳偏亢，肝风上扰证。以头痛、眩晕、失眠、舌红苔黄、脉弦为辨证要点。其配伍特点是：平息内风与清热活血、补益肝肾相配伍，使风息、热清、血活、虚补而诸症自平。

5. 简述血证的成因。

内因为情志过极、饮食不节、劳欲体虚、久病之后（久病阴伤、气虚、血瘀）。外因为感受外邪，以热邪及湿热所致者为多。病机为火热熏灼，迫血妄行；气虚不摄，血溢脉外；瘀血阻络，血不循经三类。血证的病位根据出血部位，分属不同脏腑。

6. 针灸起针后出现血肿的处理。

（1）若微量的皮下出血而局部小块青紫时，一般不必处理，可以自行消退。

（2）若局部肿胀疼痛较剧，青紫面积大而且影响活动功能时，可先做冷敷止血后，再做热敷或在局部轻轻揉按，以促使局部瘀血消散吸收。

20 号题

1. 人体之气分为几类？各有什么作用？

2. 比较结、代、促三脉的脉象及主病的异同。

3. 为何说厚朴为消除胀满的要药？

（共 6 题，4 ～ 6 题见下一试题页）

1. 人体之气分为几类？各有什么作用？

人体之气分为元气、宗气、营气和卫气。其中元气的功能包括：①推动和调节人体的生长发育和生殖功能。②推动和调控各脏腑、经络、形体、官窍的生理活动。宗气的功能是：①走息道以行呼吸。②贯心脉以行血气。③下蓄丹田以资先天。营气的功能是：①化生血液。②营养全身。卫气的功能是：①防御外邪。②温养全身。③调控腠理。

2. 比较结、代、促三脉的脉象及主病的异同。

结、代、促三脉在脉象表现上均为脉来中有停顿。不同的是：结脉为脉来缓而时一止，止无定数；促脉为脉来数而时一止，止无定数；代脉则为脉来缓而时一止，止有定数，良久方来。

在主病上，三者均可既主实证，又主虚证。结而有力者，主实证，多寒、痰、瘀、癥瘕积聚；结而无力者，主虚证，多气血不足，心阳不振。代脉一般来讲多主虚证，是脏气衰弱的表现，但偶因跌打损伤，卒逢惊恐、痛证，也可临时表现为代脉，但不会持久。促脉的主病是促而有力主阳热亢盛，或气血壅滞，痰、食停积；促而无力主脏腑气衰，常见于虚脱之证。

3. 为何说厚朴为消除胀满的要药？

厚朴苦燥辛散，可燥湿，消积导滞，又下气除胀满，临床上无论湿邪中阻的无形湿满，还是食积或便秘所致的有形实满，均可使用，故被称为消除胀满的要药。

20 号题

4. 试述杏苏散与桑杏汤的异同。

5. 痹证的定义、成因、辨证分型。

6. 针灸断针的处理。

答题要求：根据你所抽题目的要求，进行口头回答，时间 20 分钟。

4. 试述杏苏散与桑杏汤的异同。

桑杏汤与杏苏散均可轻宣外燥，用治外燥咳嗽。杏苏散所治系外感凉燥证，凉燥束肺，肺失宣降，津液不布，痰湿内阻，故以杏仁与苏叶为君，配以宣肺化痰之品，所谓苦温甘辛法，意在轻宣凉燥，理肺化痰，可使凉燥解而津液布。桑杏汤所治系外感温燥证，温燥外袭，肺津受灼，故以杏仁与桑叶为君，配伍清热润燥，止咳生津之品，所谓辛凉甘润法，意在轻宣温燥，凉润肺金，可使燥热清而津液复，诸症自除。

5. 痹证的定义、成因、辨证分型。

痹证是由于风、寒、湿、热、痰、瘀等邪气闭阻经络，影响气血运行，导致肢体、筋骨、关节、肌肉等处发生疼痛、重着、酸楚麻木，或关节屈伸不利、僵硬、肿大、变形等症状的一种疾病。

痹证形成的内因为饮食、药物失当，跌仆损伤，老年久病。外因为感受风寒湿邪、风湿热邪。病机为风、寒、湿、热、痰、瘀等邪气滞留筋脉、关节、肌肉，经脉闭阻。病初邪在经脉、筋骨、肌肉、关节，日久也可由经络累及脏腑。

其辨证分型为风寒湿痹证（行痹、痛痹、着痹）、风湿热痹证、痰瘀痹阻证和肝肾两虚证。

6. 针灸断针的处理。

医者态度必须从容镇静，嘱患者切勿变更原有体位，以防断针向肌肉深部陷入。若残端部分针身显露于体外时，可用手指或镊子将针起出。若断端与皮肤相平或稍凹陷于体内者，可用左手拇、食二指垂直向下挤压针孔两旁，使断针暴露体外，右手持镊子将针取出。若断针完全深入皮下或肌肉深层时，应在X线下定位，手术取出。

21 号题

1. 试述与血液的生成、运行相关的脏腑。

2. 试述"但热不寒"的问诊内容及其意义。

3. 简述茯苓的药性、功效及其治疗痰饮的机理。

（共 6 题，4～6 题见下一试题页）

1. 试述与血液的生成、运行相关的脏腑。

（1）与血液生成相关的脏腑：①脾胃是血液生化之源。②心肺对血液的生成起重要作用。③肾藏精，精生髓，髓生血。

（2）影响血液运行的相关脏腑：与血液运行关系密切的脏腑主要是心、肺、脾、肝。①心主血脉，心为血液循行的动力，脉是血液循行的通道，血在心气的推动下运行于脉管中。②肺朝百脉，心气的推动是血液运行的基本动力，而血非气不运，血的运行依赖气的推动，随着气的升降而运行至全身，肺主一身之气，而司呼吸，调节着全身的气机，辅助心脏，推动和调节血液的运行。③脾主统血，五脏六腑之血全赖脾气统摄，脾气健旺，气血旺盛，则气之固摄作用也就健全，而血液也就不会溢出脉外，以致引起各种出血。④肝主藏血，肝具有储藏血液和调节血量的功能，同时肝藏血的功能还起着防止失血的作用。

2. 试述"但热不寒"的问诊内容及其意义。

患者只觉发热、恶热而无怕冷的症状称为"但热不寒"。多为阳盛或阴虚所致。根据热势、发热时间及发热的特点等分为三型：

（1）壮热：指患者持续高热不退者，多见于外感热病的极期，为里实热证。

（2）潮热：指发热如潮汐之有规律者，临证又有阴虚潮热、阳明潮热和湿温潮热三种。

（3）微热：指患者自觉发热而体温并无升高或轻度升高者。临证中可见之于阴虚证，或脾气虚损，及气阴不足之证。

3. 简述茯苓的药性、功效及其治疗痰饮的机理。

药性：甘、淡、平。归心、脾、肾经。

功效：利水消肿，渗湿，健脾，宁心。

治痰饮机理：由于茯苓善健脾而渗泄水湿，使湿无所聚，痰无由生，故可治疗痰饮之目眩心悸及饮停于胃而呕吐者。

21 号题

　　4.咳血方、小蓟饮子的功用、主治、辨证要点及其配伍特点如何？

　　5.痈的西医病名和主要症状。

　　6.晕针的处理。

　　答题要求：根据你所抽题目的要求，进行口头回答，时间 20 分钟。

4.咳血方、小蓟饮子的功用、主治、辨证要点及其配伍特点如何?

咳血方:具有清肝宁肺,凉血止血之功。主治肝火犯肺之咳血证。以咳痰带血、胸胁作痛、舌红苔黄、脉弦数为辨证要点。其配伍特点是:寓止血于清热泻火之中,虽不专用止血药,火热得清则血不妄行,为图本之法。

小蓟饮子:具有凉血止血,利水通淋之功。主治热结下焦之血淋、尿血。以尿中带血、小便赤涩热痛、舌红、脉数为辨证要点。其配伍特点是:止血之中寓以化瘀,使血止而不留瘀;清利之中寓以养阴,使利水而不伤正。

5.痈的西医病名和主要症状。

痈,相当于西医学的皮肤浅表脓肿、急性化脓性淋巴结炎等。其特点是局部光软无头,红肿疼痛(少数初起皮色不变),结块范围多在 6～9cm,发病迅速,易肿、易脓、易溃、易敛,或伴有恶寒、发热、口渴等全身症状,一般不会损伤筋骨,也不易造成内陷。

6.晕针的处理。

立即停止针刺,将针全部起出。使患者平卧,注意保暖,轻者仰卧片刻,给饮温开水或糖水后,即可恢复正常。重者在上述处理基础上,可刺人中、素髎、内关、足三里,灸百会、关元、气海等穴,即可恢复。若仍不省人事、呼吸细微、脉细弱者,可考虑配合其他治疗或采取急救措施。

22号题

　　1.津液的生成输布与排泄相关的脏腑及其功能。

　　2.试论问食欲食量的要点及其意义。

　　3.简述车前子的药性、功效。

　　（共6题，4～6题见下一试题页）

1. 津液的生成输布与排泄相关的脏腑及其功能。

（1）津液的生成：是在脾的主导作用下，经胃的游溢精气、小肠主液、大肠主津而共同完成。

（2）津液的输布：津液生成之后，在脾、肺、肾、肝和三焦等脏腑的协调配合下，完成津液在体内的输布。脾主运化水液；肺主宣发肃降，通调水道，为水之上源；肾者水脏，主津液；肝主疏泄，调畅气机，气行则津布，以促进津液的输布环流；三焦是津液在体内输布运行的通道，具有运行津液的功能。

（3）津液的排泄：津液输布于周身，被机体利用后，其剩余的水分和代谢废物的排泄，主要是肺、肾、大肠和膀胱等诸脏腑功能协作的结果，由于尿液是津液排泄的最主要途径，因此肾在津液的排泄中占主导地位。

2. 试论问食欲食量的要点及其意义。

询问患者的食欲及食量，对判断其脾胃功能的强弱及疾病的预后转归有重要的意义。

①在疾病过程中，食欲渐复，食量渐增，提示患者胃气来复，病情在逐渐好转。②若患者食欲渐衰，食量渐减，提示患者脾胃功能日益衰退，病情加重。③临证中若其不欲饮食，多因湿邪困脾，或脾胃虚弱，或食滞内停。④若食欲亢进，多食易饥，伴有口渴多饮者为胃火炽盛。⑤若有饥饿感而不欲进食者，多为胃阴不足，虚热内扰之故。⑥若久病之人，本不能食，突然食欲大振，食量大增，甚至暴食者，是脾胃之气将绝的"除中"征兆。⑦儿童喜食异物者常属虫积之象。

3. 简述车前子的药性、功效。

药性：甘，微寒，归肝、肾、肺、小肠经。

功效：利尿通淋，渗湿止泻，明目，祛痰。

22 号题

4.川芎茶调散、消风散的功用、主治、辨证要点及其配伍特点如何?

5.有头疽的定义和特征。

6.晕厥的针灸治法及主穴。

答题要求:根据你所抽题目的要求,进行口头回答,时间 20 分钟。

4. 川芎茶调散、消风散的功用、主治、辨证要点及其配伍特点如何？

川芎茶调散：具有疏风止痛之功。主治外感风邪头痛。以头痛、鼻塞、舌苔薄白、脉浮为辨证要点。其配伍特点是：集众多辛散疏风药于一方，升散中寓有清降，具有疏风止痛而不温燥之特点。

消风散：具有疏风除湿，清热养血之功。主治风疹、湿疹。以皮肤瘙痒、疹出色红、脉浮为辨证要点。其配伍特点是：以祛风为主，配伍祛湿、清热、养血之品，祛邪之中，兼顾扶正，使风邪得散、湿热得清、血脉调和，则痒止疹消。

5. 有头疽的定义和特征。

有头疽是发生于肌肤间的急性化脓性疾病。相当于西医的痈。

特点：①初起皮肤上即有粟粒样脓头，焮热红肿胀痛，迅速向深部及周围扩散。②脓头相继增多，溃烂后状如莲蓬、蜂窝，范围常为 9 ～ 12cm 或更大，大者可在 30cm 以上。③好发于项后、背部等皮肤厚韧之处。④多见于中老年人及消渴病患者。⑤并容易发生内陷。

6. 晕厥的针灸治法及主穴。

治法：苏厥醒神。以督脉及手厥阴经穴为主。

主穴：水沟、百会、内关、足三里。

23 号题

1.试述十二经脉的走向规律。

2.试论询问不同性质疼痛的意义。

3.试述金钱草的功效,主治病证与用法用量。

(共6题,4～6题见下一试题页)

1. 试述十二经脉的走向规律。

手之三阴胸内手，手之三阳手外头，足之三阳头外足，足之三阴足内腹胸。

2. 试论询问不同性质疼痛的意义。

临证中不同性质的疼痛，可以反映引起疼痛的病因和病机，对临床辨证有很重要的价值，因此对疼痛性质的询问十分必要。

（1）刺痛：多为各种原因所致血行不畅、瘀血阻滞之故。

（2）冷痛：常见于阴气偏盛的寒证，又有实寒虚寒之分。

（3）灼痛：多见于热证，无论实热或虚热均可致之。

（4）绞痛：多为有形之邪如结石、瘀血、蛔虫或寒邪凝滞引起。

（5）隐痛：多是气血不足，或阳虚，失去充养或温煦引起。

（6）重痛：是湿邪阻滞经脉之故。

（7）掣痛：与肝有关，多因血虚或寒侵肝脉所致。

（8）空痛：多是气血衰少，精髓空虚所致的虚性疼痛。

（9）酸痛：有虚实之分，实证者为湿阻肢体之故，虚证者为肾虚骨髓失充引起。

（10）走窜痛：常为风邪所伤或气机阻滞而成。

在询问疼痛性质的同时，还应询问疼痛持续的时间及对按压的反应，如持续性痛、夜间痛多为瘀血；疼痛喜按属虚，拒按属实等。因此对进一步判断病证的寒热虚实有一定的诊断学意义。

3. 试述金钱草的功效，主治病证与用法用量。

金钱草的功效是利湿退黄，利尿通淋，解毒消肿。主治病证：①治湿热黄疸。②治淋证，尤宜于治疗石淋，亦常治疗肝胆结石。③可用治痈肿疔疮、毒蛇咬伤。用法用量：煎服，15～60g。鲜品加倍。外用适量。

23 号题

4.越鞠丸主治六郁证，方中为何无治痰郁药物？

5.乳癖、乳核与乳岩的鉴别。

6.针灸治疗心绞痛的治法及主、配穴。

答题要求：根据你所抽题目的要求，进行口头回答，时间 20 分钟。

4. 越鞠丸主治六郁证，方中为何无治痰郁药物？

越鞠丸为治气、血、痰、火、湿、食六郁证的常用方剂。方中所用香附、川芎、栀子、神曲、苍术等分别用治气郁、血郁、火郁、食郁、湿郁。而痰之生，既与气郁有关，又与湿郁相联。方中香附行气解郁，则气机流畅，津液自能流通；苍术燥湿运脾，痰浊亦无由以生。行气可以消痰，燥湿亦可绝痰，故方中也就无需另加治痰郁之专品。

5. 乳癖、乳核与乳岩的鉴别。

（1）乳癖：好发年龄在 25～45 岁。特点：单侧或双侧乳房疼痛并出现肿块，乳痛和肿块与月经周期及情志变化密切相关。乳房肿块大小不等，形态不一，边界不清，质地不硬，活动度好。

（2）乳核：好发于 20～25 岁青年妇女。特点：乳中结核，形如丸卵，边界清楚，表面光滑，推之活动。

（3）乳岩：多发于 40～60 岁女性。特点：乳房部出现无痛、无热、皮色不变而质地坚硬的肿块，推之不移，表面不光滑，凹凸不平，或乳头溢血，晚期溃烂，凸如泛莲。是女性最常见的恶性肿瘤之一。

6. 针灸治疗心绞痛的治法及主、配穴。

治法：通阳行气，活血止痛。取手厥阴、手少阴经穴为主。

主穴：内关、郄门、阴郄、膻中。

配穴：气滞血瘀者，配太冲、血海；寒邪凝滞者，配神阙、至阳；痰浊阻络者，配中脘、丰隆；阳气虚衰者，配心俞、至阳。

24 号题

1. 简述十二经脉的气血流注次序。

2. 弦脉的脉形特征及临床意义。

3. 以附子的归经，说明附子的功效特点。

（共 6 题，4 ～ 6 题见下一试题页）

1. 简述十二经脉的气血流注次序。

肺大胃脾心小肠，膀肾包焦胆肝襄。

2. 弦脉的脉形特征及临床意义。

脉形特征：端直以长，如按琴弦。

临床意义：见于肝胆病、疼痛、痰饮等，老年健康者。

3. 以附子的归经，说明附子的功效特点。

附子辛甘大热，归心、肾、脾经，能回阳救逆，补火助阳，散寒止痛。附子入心经以助心阳，入脾经以温脾阳，入肾经以补肾阳，能温补心、肾、脾三脏之阳气，故而为"回阳救逆第一品药"。因此，附子补阳作用不仅雄悍，而且广泛，是其他补阳药所不具有的。

24号题

4.苏子降气汤的功用、主治、辨证要点及其配伍特点如何？

5.简述石瘿的特征及治疗原则。

6.实喘的主穴和配穴。

答题要求：根据你所抽题目的要求，进行口头回答，时间 20 分钟。

4. 苏子降气汤的功用、主治、辨证要点及其配伍特点如何?

功效:降气平喘,祛痰止咳。

主治:上实下虚喘咳证。以胸膈满闷、痰多稀白、苔白滑或白腻为辨证要点。

配伍特点:标本兼顾,上下并治,而以治上为主,使气降痰消,则喘咳自平。

5. 简述石瘿的特征及治疗原则。

瘿病坚硬如石,不可移动者,称为石瘿。其特点是:①结喉两侧结块。②坚硬如石,高低不平,推之不移。③好发于 40 岁以上中年人。

石瘿为恶性肿瘤,应及早诊断并早期手术治疗。

6. 实喘的主穴和配穴。

主穴:列缺、尺泽、肺俞、中府、定喘。

配穴:风寒外袭配风门、合谷;痰热阻肺配丰隆、曲池;喘甚配天突。

25 号题

1. 何谓奇经八脉？

2. 假神、迟脉的临床意义。

3. 简述吴茱萸用治寒凝疼痛的范围。

（共 6 题，4～6 题见下一试题页）

1. 何谓奇经八脉？

奇经八脉是十二经脉之外"别道奇行"的八条重要经脉，包括督脉、任脉、冲脉、带脉、阴跷脉、阳跷脉、阴维脉和阳维脉。

2. 假神、迟脉的临床意义。

假神提示脏腑精气耗竭殆尽，正气将绝，阴不敛阳，虚阳外越，阴阳即将离决，属病危。常见于临终之前，为死亡的预兆。故古人比喻为回光返照、残灯复明。

迟脉是指脉来迟慢，一息不足四至，临床主寒证，迟而有力为实寒；迟而无力为虚寒。亦见于邪热结聚的里实证。

3. 简述吴茱萸用治寒凝疼痛的范围。

吴茱萸辛散苦泄，性热祛寒，主入肝经，既散肝经之寒邪，又疏肝气之郁滞，为治肝寒气滞诸痛之主药。主用于寒凝疼痛的范围是：厥阴头痛，寒疝腹痛，虚寒痛经，脚气肿痛等。

25 号题

4. 血府逐瘀汤、补阳还五汤的功用、主治、辨证要点及其配伍特点如何？

5. 简述血瘤的特征。

6. 痛经的治法和主穴。

答题要求：根据你所抽题目的要求，进行口头回答，时间 20 分钟。

4. 血府逐瘀汤、补阳还五汤的功用、主治、辨证要点及其配伍特点如何?

血府逐瘀汤:具有活血化瘀,行气止痛之功。主治胸中血瘀证。以胸痛、头痛、痛有定处、舌暗红或有瘀斑、脉涩或弦紧为辨证要点。其配伍特点是:①活血与行气相伍,既行血分瘀滞,又解气分郁结。②祛瘀与养血同施,则活血而无耗血之虑,行气而无伤阴之弊。③升降兼顾,既能升达清阳,又可降泄下行,使气血调和。

补阳还五汤:具有补气、活血、通络之功。主治中风之气虚血瘀证。以半身不遂、口眼歪斜、舌暗淡、苔白、脉缓无力为辨证要点。其配伍特点是:重用补气药与少量活血药相伍,使气旺血行以治本,祛瘀通络以治标,标本兼顾;且补气而不壅滞,活血又不伤正。

5. 简述血瘤的特征。

血瘤是指体表血络扩张,纵横丛集而形成的肿瘤。可发生于身体任何部位,大多数为先天性,其特点是病变局部色泽鲜红或暗紫,或呈局限性柔软肿块,边界不清,触之如海绵状。相当于西医的血管瘤。常见的有毛细血管瘤和海绵状血管瘤。

6. 痛经的治法和主穴。

(1)痛经的治法

1)实证:行气活血,调经止痛。取任脉、足太阴经穴为主。

2)虚证:调补气血,温养冲任。取任脉、足太阴、足阳明经穴为主。

(2)痛经的主穴

1)实证:中极、次髎、地机、三阴交。

2)虚证:关元、足三里、三阴交。

26 号题

1. 何谓六淫？其共同的致病特点是什么？

2. 细脉的特征及临床意义。

3. 陈皮可用于治疗哪些病证？其作用机理如何？

（共 6 题，4～6 题见下一试题页）

1. 何谓六淫？其共同的致病特点是什么？

六淫是指风、寒、暑、湿、燥、火六种外感病邪的统称。其共同的致病特点是外感性、季节性、地域性和相兼性。

2. 细脉的特征及临床意义。

脉形特征：脉细如线，应指明显。

临床意义：主气血俱虚，湿证。

3. 陈皮可用于治疗哪些病证？其作用机理如何？

陈皮可用于治疗：①各种原因如寒湿、食积、湿滞、脾虚等导致的脾胃气滞证，症见脘腹胀痛、恶心呕吐、不思饮食、泄泻等。其机理为陈皮辛行温通，主入脾经而有疏理脾胃气机、行气止痛、健脾和中之功。②各种呕吐、呃逆证。陈皮辛香而行，善疏理气机、调畅中焦而使之升降有序。③湿痰、寒痰咳嗽。本品既能燥湿化痰，又能温化寒痰，且辛行苦泄而能宣肺止咳，为治痰之要药。④胸痹证。本品辛行温通、入肺走胸，而能行气通痹止痛。

26 号题

4. 凉开三宝如何区别应用?

5. 简述蛇串疮概念与特点。

6. 中风的主穴和痰热腑实型中经络的配穴。

答题要求: 根据你所抽题目的要求, 进行口头回答, 时间 20 分钟。

4. 凉开三宝如何区别应用?

凉开三宝指的是安宫牛黄丸、紫雪、至宝丹三首凉开的常用方剂。三方均具清热开窍之功,能治热闭神昏之证。其区别在于:以寒凉而论,安宫牛黄丸最凉,紫雪次之,至宝丹又次之。以功用、主治而论,安宫牛黄丸长于清热解毒,治神昏而热毒较甚者;紫雪长于息风定惊,治神昏而见抽搐者;至宝丹长于化浊开窍,治神昏而痰浊较重者。记忆关键:乒乒乓乓紫雪丹,不声不响至宝丹,稀里糊涂牛黄丸。

5. 简述蛇串疮概念与特点。

蛇串疮是一种皮肤上出现成簇水疱,多呈带状分布,痛如火燎的急性疱疹性皮肤病。相当于西医的带状疱疹,又名缠腰火丹,亦称为火带疮、蛇丹、蜘蛛疮等。

其特点是:①皮肤上出现红斑、水疱或丘疱疹。②累累如串珠,排列成带状,沿一侧周围神经分布区出现。③局部刺痛,或伴臖核肿大。④好发于春秋季节,四季皆有。⑤好发于成人,老年人病情尤重。⑥好发于胸胁部。

6. 中风的主穴和痰热腑实型中经络的配穴。

(1)中经络的主穴:水沟、内关、三阴交、极泉、尺泽、委中。

(2)中脏腑的主穴:水沟、百会、内关。

(3)痰热腑实型中经络的配穴:曲池、内庭、丰隆。

27 号题

1. 风邪的性质和致病特点如何？

2. 何为喘证？滑脉的临床意义？

3. 为什么说薤白为"治胸痹证之要药"？

（共 6 题，4 ～ 6 题见下一试题页）

1. 风邪的性质和致病特点如何?

风为阳邪,轻扬开泄,易袭阳位;风性善行而数变;风性主动;风为百病之长。

2. 何为喘证? 滑脉的临床意义?

喘证:喘即气喘、喘息。喘证是由肺失宣降,肺气上逆,或肺肾出纳失常而致的以呼吸困难,甚至张口抬肩,鼻翼扇动,不能平卧为临床特征的病证。

滑脉的脉形特征是往来流利,应指圆滑,如珠走盘。滑脉主痰浊、食积、实热,或见于青壮年。

3. 为什么说薤白为"治胸痹证之要药"?

薤白具有通阳散结,行气导滞的功效。其性辛散苦降、温通滑利,善散阴寒之凝滞,通胸阳之闭结,为治胸痹证所常用。常与瓜蒌、半夏、枳实等配伍,治寒痰阻滞、胸阳不振之胸痹证,如瓜蒌薤白半夏汤、枳实薤白桂枝汤等;与丹参、川芎、瓜蒌皮等同用,可治痰浊、瘀血之胸痹。故称薤白为"治胸痹之要药"。

27 号题

4.苏合香丸的功用、主治、辨证要点及其配伍特点如何?

5.何为虚劳? 虚劳的常见病因是什么?

6.眩晕实证的主、配穴。

答题要求: 根据你所抽题目的要求, 进行口头回答, 时间 20 分钟。

4.苏合香丸的功用、主治、辨证要点及其配伍特点如何？

功效：芳香开窍，行气止痛。

主治：寒闭证。以突然昏倒、不省人事、牙关紧闭、苔白、脉迟为辨证要点。

配伍特点：集诸芳香药于一方，既长于辟秽开窍，又可行气温中止痛，且散收兼顾，补敛并施。

5.何为虚劳？虚劳的常见病因是什么？

虚劳又称虚损，是以脏腑亏损，气血阴阳虚衰，久虚不复成劳为主要病机，以五脏虚证为主要临床表现的多种慢性虚弱证候的总称。

常见病因主要有以下五个方面：①禀赋薄弱，素质不强。②烦劳过度，损伤五脏。③饮食不节，损伤脾胃。④大病久病，失于调理。⑤误治失治，损耗精气。

6.眩晕实证的主、配穴。

主穴：百会、风池、太冲、内关。

配穴：肝阳上亢配行间、侠溪、太溪；痰湿中阻配头维、中脘、丰隆。

28 号题

1.试述寒邪与湿邪致病的不同之处。

2.何谓泄泻？如何鉴别不同性质的泄泻？

3.比较莱菔子和厚朴的作用共同点和不同点。

（共6题，4～6题见下一试题页）

1. 试述寒邪与湿邪致病的不同之处。

（1）寒邪和湿邪均可为阴邪，伤人体阳气。但是寒邪伤阳气导致的寒证，有伤寒与中寒的不同。如外寒侵袭肌表，卫阳被遏，则出现恶寒发热无汗；寒邪直中脾胃，脾阳受损，见脘腹冷痛、呕吐泄泻，其物清冷，味小。湿为阴邪，侵犯人体易于郁遏阳气，"湿盛则阳微"，主要伤及脾阳，脾阳不振，运化失权，水湿停聚体内，发为腹泻、水肿、痰饮等症。

（2）另外，寒邪还具有的性质和致病特点是寒性凝滞而主痛，寒性收引；湿的性质和致病特点是湿性黏滞，湿性重浊，湿性趋下易袭阴位。

2. 何谓泄泻？如何鉴别不同性质的泄泻？

泄泻是指便次增多，大便稀软不成型，或呈水样的病证。常见的有湿热泻、食积泻、脾虚泻、肾虚泻和肝郁脾虚泻等。临证可据大便的性状及兼症鉴别不同原因所致之泻。暴注下泄，便如黄糜，伴肛门灼热者为大肠湿热泻；腹痛即泻，泻后痛减，伴嗳腐吞酸者为伤食泻；食后腹痛而泻，伴有纳少者为脾虚泻；泻在黎明，下利清谷，伴腰膝酸软者为肾虚泻；泄泻与情绪变化有关者为肝郁脾虚泻。

3. 比较莱菔子和厚朴的作用共同点和不同点。

莱菔子与厚朴皆能消食行气除胀，降气化痰。但莱菔子善消食，而行气除胀较轻缓，化痰作用较强。厚朴行气除满较强，为消除胀满的要药，又可燥湿，平喘。

28 号题

4.四神丸的功用、主治、辨证要点及其配伍特点如何?

5.疥疮的治疗方法。

6.落枕的主穴和配穴。

答题要求:根据你所抽题目的要求,进行口头回答,时间 20 分钟。

4. 四神丸的功用、主治、辨证要点及其配伍特点如何?

功效:涩肠固脱,温补脾肾。

主治:久泻久痢,脾肾虚寒证。以大便滑脱不禁、腹痛喜温喜按、食少神疲、舌淡苔白、脉迟细为辨证要点。

配伍特点:标本兼治,重在治标;脾肾兼顾,补脾为主;涩中寓通,补而不滞。

5. 疥疮的治疗方法。

本病以杀虫止痒为主要治法。必须隔离治疗,以外治为主。一般不需内服药,若抓破染毒,需内外合治。

硫黄治疗疥疮,古今皆为常用特效药物。目前临床常用浓度 5% ~ 20% 的硫黄软膏,小儿用 5% ~ 10%、成人用 10% ~ 15%,若患病时间长,可用 20% 的浓度,但浓度不宜过高,否则易产生皮炎。

6. 落枕的主穴和配穴。

主穴:外劳宫、天柱、阿是穴、后溪、悬钟。

配穴:病在督脉、太阳经配大椎、束骨;病在少阳经配风池、肩井;风寒袭络配风池、合谷;气滞血瘀配内关、合谷;肩痛配肩髃;背痛配天宗。

29号题

1. 什么是戾气？戾气的性质和致病特点如何？

2. 问患者有无汗出的意义何在？

3. 山楂的适应证有哪些？

（共6题，4～6题见下一试题页）

1. 什么是戾气？戾气的性质和致病特点如何？

戾气，也称疠气，指一类具有强烈致病性、传染性和流行性的外感病邪。其性质和致病特点是：①传染性强，易于流行。②发病急骤，病情重笃。③一气一病，症状相似。

2. 问患者有无汗出的意义何在？

问患者有无汗出，可以辨别病邪的性质和正气的盛衰。如表证无汗者多为表寒证（即表实证）；表证有汗出多为表虚证（或外感风邪）。里证无汗常见于津亏、失血而汗出无源。里证有汗者可见于实热证（大汗）、阳虚证（自汗）、阴虚证（盗汗）、亡阴证和亡阳证（绝汗）等。

3. 山楂的适应证有哪些？

山楂主治肉食积滞，又可用治泻痢腹痛、疝气痛，瘀阻胸腹痛及痛经。现代常用治冠心病、高血压病、高脂血症、细菌性痢疾等。

29 号题

4.朱砂安神丸的功用、主治、辨证要点及其配伍特点如何？

5.治疗腹痛，以"通"字立法，应如何理解？

6.肝阳头痛的主穴和配穴。

答题要求：根据你所抽题目的要求，进行口头回答，时间 20 分钟。

4. 朱砂安神丸的功用、主治、辨证要点及其配伍特点如何？

功效：镇心安神，清热养血。

主治：心火亢盛，阴血不足证。以失眠、心悸、舌红、脉细数为辨证要点。

配伍特点：标本兼治，清中有养，使心火得清，阴血得充，心神得养，则神志安定。

5. 治疗腹痛，以"通"字立法，应如何理解？

腹痛多属于腑病，六腑以通为用，以降为和。且腹痛病机有虚实两端，实为不通则痛，虚则为不荣则痛。治疗腹痛多以"通"字立法，应根据辨证的虚实寒热，在气在血，确立相应治法。在通法的基础上，审证求因。属实证者，重在祛邪疏导；对虚痛，应温中补虚，益气养血，不可滥施攻下；对于久痛入络，绵绵不愈之腹痛，可采用辛温活血通络之法。

6. 肝阳头痛的主穴和配穴。

（1）主穴：百会、太阳、风池、阿是穴、合谷。

（2）配穴：肝阳头痛配太溪、太冲。

30 号题

1.何谓七情？试述七情的性质和致病的特点。

2.何谓寒热往来？如何鉴别不同原因所致的寒热往来？

3.简述使君子的功效、主治病证、用法用量和使用注意。

（共6题，4～6题见下一试题页）

1. 何谓七情？试述七情的性质和致病的特点。

七情是喜、怒、忧、思、悲、恐、惊七种情志变化。七情致病的特点是：①直接伤及内脏。②影响脏腑气机。③情志波动影响病情。

2. 何谓寒热往来？如何鉴别不同原因所致的寒热往来？

寒热往来是指患者自觉恶寒与发热交替发作的症状，是正邪相争，互为进退的病理反映，为半表半里证寒热的特征。在临床上有以下两种类型：

（1）寒热往来无定时：患者自觉时冷时热，一日多次发作而无时间规律的症状，多见于少阳病。兼见口苦、咽干、目眩、胸胁苦满、不欲饮食、脉弦等症。

（2）寒热往来有定时：患者恶寒战栗与高热交替发作，发有定时，每日发作一次，或二三日发作一次的症状，兼见头痛剧烈、口渴、多汗等症，常见于疟疾。

3. 简述使君子的功效、主治病证、用法用量和使用注意。

功效：杀虫消积。

主治病证：①蛔虫病，蛲虫病。②小儿疳积。

用法用量：煎服，9～12g，捣碎；取仁炒香嚼服，6～9g。小儿每岁1～1.5粒，1日总量不超过20粒。空腹服用，每日1次，连用3日。

使用注意：大量服用可引起呃逆、眩晕、呕吐、腹泻等反应；若与热茶同服，可引起呃逆、腹泻，故服用时忌饮茶。

30号题

4.酸枣仁汤和天王补心丹二方的鉴别。

5.湿疮的辨证分型、辨证要点及常用治疗方剂。

6.风寒阻络型落枕的治法、取穴。

答题要求：根据你所抽题目的要求，进行口头回答，时间20分钟。

4.酸枣仁汤和天王补心丹二方的鉴别。

两方均含有酸枣仁、茯苓，均以滋阴养血、养心安神药为主，配伍清虚热之品，以治阴血不足、虚热内扰之心烦失眠。酸枣仁汤重用酸枣仁养血安神，配伍调气行血之川芎，有养血调肝之妙，主治肝血不足之虚烦失眠，伴头目眩晕、脉弦细等；天王补心丹重用生地黄，并与麦冬、玄参等滋阴清热药为伍，还与大队养血安神之品相配，主治阴亏血少，虚火内扰之虚烦失眠，伴见手足心热、舌红少苔、脉细数。

5.湿疮的辨证分型、辨证要点及常用治疗方剂。

（1）湿热蕴肤证：发病快，病程短，皮损潮红，有丘疱疹，灼热瘙痒无休，抓破渗液流脂水。伴心烦口渴，身热不扬，大便干，小便短赤。舌红，苔薄白或黄，脉滑或数。代表方剂龙胆泻肝汤合萆薢渗湿汤。

（2）脾虚湿蕴证：发病较缓，皮损潮红，有丘疹，瘙痒，抓后糜烂渗出，可见鳞屑。伴纳少，腹胀便溏，易疲乏。舌淡胖，苔白腻，脉濡缓。代表方剂除湿胃苓汤或参苓白术散加紫荆皮、地肤子、白鲜皮。

（3）血虚风燥证：病程久，反复发作，皮损色暗或色素沉着，或皮损粗糙肥厚，剧痒难忍，遇热或肥皂水洗后瘙痒加重。伴有口干不欲饮，纳差，腹胀。舌淡，苔白，脉弦细。代表方剂当归饮子或四物消风饮加丹参、鸡血藤、乌梢蛇。

6.风寒阻络型落枕的治法、取穴。

（1）治法：疏经活络，调和气血。取局部阿是穴和手太阳、足少阳经穴为主。

（2）主穴：外劳宫、天柱、阿是穴、后溪、悬钟。风寒阻络配风池、合谷。

31号题

　　1. 何谓痰饮？试述痰饮的致病特点。

　　2. 身热初按热甚，久按热反转轻和久按其热反甚的临床意义；肌肤甲错，皮温正常不热的临床意义。

　　3. 简述侧柏叶的功效及主治病证。

　　（共6题，4～6题见下一试题页）

1. 何谓痰饮？试述痰饮的致病特点。

痰和饮都是人体水液代谢障碍所形成的病理产物。以较稠浊的称为痰，清稀的称为饮。痰饮的致病特点：①阻滞经脉气血运行。②阻滞气机升降出入。③影响津液代谢。④致病广泛，变化多端。⑤病势缠绵，病程较长。⑥易于蒙蔽心神。

2. 身热初按热甚，久按热反转轻和久按其热反甚的临床意义；肌肤甲错，皮温正常不热的临床意义。

（1）身热初按热甚，久按热反转轻热在表；久按其热反甚热在里。

（2）肌肤甲错，皮温不热表明血虚失荣或瘀血。

3. 简述侧柏叶的功效及主治病证。

功效：凉血止血，兼能收敛止血。

主治：各种出血病证，尤以血热者为宜；清肺化痰止咳，用治肺热咳嗽，痰稠难咳者；又能生发乌发，治疗脱发，须发早白。

31 号题

4.四物汤、当归补血汤的功用、主治、辨证要点及其配伍特点如何？

5.白秃疮和肥疮的临床表现异同点。

6.胆绞痛的主穴及配穴。

答题要求：根据你所抽题目的要求，进行口头回答，时间 20 分钟。

4. 四物汤、当归补血汤的功用、主治、辨证要点及其配伍特点如何?

四物汤:具有补血调血之功。主治营血虚滞证。以面色无华、唇甲色淡、舌淡、脉细为辨证要点。其配伍特点是:熟地黄、白芍(血中血药)阴柔补血之品与辛香之当归、川芎(血中气药)相配,动静相宜,补血而不滞血,行血而不伤血,温而不燥,滋而不腻,成为补血调血之良方。

当归补血汤:具有补气生血之功。主治血虚阳浮发热证。以肌热面赤、口渴喜热饮、脉大而虚、重按无力为辨证要点。其配伍特点是:黄芪用量五倍于当归,取有形之血生于无形之气,使气旺血生之意。配少量当归养血和血,则浮阳秘敛,阳生阴长,气旺血生,而虚热自退。

5. 白秃疮和肥疮的临床表现异同点。

(1)相同点:白秃疮和肥疮都属于头癣,病变部位都在头部,都具有瘙痒的症状。

(2)不同点:白秃疮其皮损特点为头皮上出现单个或多个圆形不规则的大片灰白色鳞屑斑,边界清楚,病发失去光泽,常在近头皮处折断,所以头发长短参差不齐,病程缓慢,青春期可自愈、头发可再生、不遗留瘢痕。肥疮其皮损特点为初起时毛发根部有小丘疹或小脓疱,形如粟粒,瘙痒难忍,搔破流水,干后结黄痂成碟形,中央凹陷,中有毛发贯穿,黄痂脱落后见糜烂面,有特殊臭味,由于毛囊被破损,愈后留有瘢痕而局部秃发。病变多从头顶部开始,逐渐向四周扩大,可侵犯整个头皮,但头皮四周约 1cm 宽的区域不易累及。

6. 胆绞痛的主穴及配穴。

(1)主穴:胆囊、阳陵泉、胆俞、日月。

(2)配穴:肝胆气滞配太冲、丘墟;肝胆湿热配内庭、阴陵泉;蛔虫妄动配迎香透四白。

32 号题

1. 瘀血所致的病证特点如何？
2. "十问歌"的内容是什么？
3. 简述蒲黄的功效及主治。

（共 6 题，4～6 题见下一试题页）

1. 瘀血所致的病证特点如何？

①疼痛：刺痛，固定不移，夜间尤甚，拒按，经久不愈。②肿块：固定不移，体表色紫暗肿胀，体内癥瘕积聚，质地较硬。③出血：色紫暗，有血块。④发绀：肌肤甲错，面色紫暗，口唇指甲青紫。⑤舌质紫暗，或瘀斑瘀点，或舌下静脉曲张。⑥涩或结代。

2. "十问歌"的内容是什么？

十问歌为：一问寒热二问汗，三问头身四问便，五问饮食六问胸，七聋八渴俱当辨，九问旧病十问因，再兼服药参机变，妇人尤必问经期，迟速闭崩皆可见，再添片语告儿科，天花麻疹全占验。

3. 简述蒲黄的功效及主治。

功效：止血，化瘀，通淋。

主治病证：①出血。②瘀血痛证，常与五灵脂相须为用，如失笑散。③血淋尿血。

32 号题

4. 一贯煎与逍遥散的比较。

5. 尖锐湿疣的临床特点。

6. 何谓小儿夏季热？其发病特点和病因病机如何？

答题要求：根据你所抽题目的要求，进行口头回答，时间 20 分钟。

4. 一贯煎与逍遥散的比较。

一贯煎与逍遥散都能疏肝理气，均可治肝郁气滞之胁痛。不同之处：逍遥散疏肝养血健脾的作用较强，主治肝郁血虚之胁痛，并伴有神疲食少等脾虚症状；一贯煎滋养肝肾的作用较强，主治肝肾阴虚之胁痛，且见吞酸吐苦等肝气犯胃症状。

5. 尖锐湿疣的临床特点。

（1）病史及潜伏期：有与尖锐湿疣患者不洁性交或生活接触史。潜伏期一般为 1 ～ 12 个月，平均 3 个月。

（2）好发部位：外生殖器及肛门周围皮肤黏膜湿润区为好发部位，少数患者可见于肛门生殖器以外部位（如口腔、腋窝、乳房、趾间等）。

（3）基本损害：为淡红色或污秽色柔软的表皮赘生物。赘生物大小不一，单个或群集分布，表面分叶或呈棘刺状，湿润，基底较窄或有蒂，但在阴茎体部可出现基底较宽的"无蒂疣"。由于皮损排列分布不同，外观上常表现为点状、线状、重叠状、乳头瘤状、鸡冠状、菜花状、蕈状、扁平状等不同形态。巨大的尖锐湿疣多见于男性，且好发于阴茎和肛门附近。女性则见于外阴部，偶尔可转化为鳞状细胞癌。

6. 何谓小儿夏季热？其发病特点和病因病机如何？

（1）概念：夏季热是婴幼儿在暑天发生的特有的季节性疾病。临床以长期发热、口渴、多饮、多尿、少汗或汗闭为特征。

（2）发病特点：本病多见于 6 个月至 3 岁的婴幼儿，5 岁以上者少见。在我国南方如华东、中南、西南地区等气候炎热地区较多见。有严格的发病季节，多集中在 6、7、8 三个月，与气候有密切关系，气温愈高，发病就愈多，秋凉以后，症状多能自行消退。

（3）病因病机：夏季热的发病原因，在于小儿体质不能耐受夏季炎暑。病机关键是小儿正气虚弱，不耐暑气熏蒸，气阴耗伤所致。

33号题

1.中医认为何谓实？哪些情况下会出现实的病机？

2.什么是主诉问诊法？有何意义？

3.桃仁与红花应用的相同点与不同点有哪些？

（共6题，4～6题见下一试题页）

1. 中医认为何谓实？哪些情况下会出现实的病机？

所谓实，是指邪气盛，以邪气亢盛为矛盾主要方面病机变化。实的病机常见于：外感病的初中期；或由于湿、痰、水饮、食积、气滞、瘀血等引起的内伤病变。

2. 什么是主诉问诊法？有何意义？

（1）主诉的概念：主诉是患者就诊时最感痛苦的症状、体征及持续时间。

（2）主诉的意义：主诉通常是患者就诊的主要原因，也是疾病的主要矛盾所在，是调查、认识、分析及处理疾病的重要线索。

3. 桃仁与红花应用的相同点与不同点有哪些？

桃仁与红花皆可用治瘀血阻滞的多种病证，如血瘀经闭、痛经、产后腹痛、胸痹心痛、癥瘕积聚、胸胁痛及外伤瘀痛等，两药常相须为用以增强疗效。但红花又治瘀滞斑疹色暗；桃仁又治内痈，肠燥便秘，咳嗽气喘等证。

33 号题

4.牡蛎散和玉屏风散的鉴别。

5.何为内痔？其症状特点是什么？

6.患儿，突然腹部绞痛，弯腰曲背，辗转不安，肢冷汗出，恶心呕吐，吐出蛔虫1条。腹部绞痛呈阵发性，疼痛部位在右上腹或剑突下为主，发作间歇时，痛止如常人。舌苔黄腻，脉弦数。试问患儿的诊断、治法和使用方剂。

答题要求：根据你所抽题目的要求，进行口头回答，时间 20 分钟。

4. 牡蛎散和玉屏风散的鉴别。

两方均含黄芪，益气实卫，固表止汗，均可用于卫气虚弱，腠理不固之自汗。牡蛎散补敛并用而以固涩为主，为收敛止汗的代表方，善治体虚卫外不固，又复心阳不潜之自汗、盗汗；玉屏风散以补气为主，以补为固，属于补益剂，且黄芪、防风相配，补中寓散，故宜于表虚自汗或虚人易感风邪者。

5. 何为内痔？其症状特点是什么？

内痔是发生于肛门齿线以上，由直肠上静脉丛瘀血、扩张、屈曲所形成的柔软静脉团，好发于肛门右前、右后和左侧正中部位，即膀胱截石位 3、7、11 点处，以便血、坠胀、肿块脱出为主要临床表现。

6. 患儿，突然腹部绞痛，弯腰曲背，辗转不安，肢冷汗出，恶心呕吐，吐出蛔虫 1 条。腹部绞痛呈阵发性，疼痛部位在右上腹或剑突下为主，发作间歇时，痛止如常人。舌苔黄腻，脉弦数。试问患儿的诊断、治法和使用方剂。

诊断：蛔虫病，蛔厥证。

治法：安蛔定痛，继则驱虫。

使用方剂：乌梅丸。

34 号题

1. 简述邪正盛衰与疾病转归的关系。

2. 谵语和郑声的表现与病机有何不同？

3. 简述川芎的功效和主治病证。

（共 6 题，4～6 题见下一试题页）

1. 简述邪正盛衰与疾病转归的关系。

①正盛邪退，则疾病好转和痊愈。②邪去正虚，见于重病的恢复期，最终转归趋向好转、痊愈。③邪盛正衰，疾病趋于恶化、危重，甚至向死亡方面转归。④邪正相持，病势处于迁延状态。⑤正虚邪恋，疾病缠绵难愈。

2. 谵语和郑声的表现与病机有何不同？

谵语表现为神志不清、胡言乱语、声高有力。病机属热扰心神，多为实证。常见于温病邪陷心包或阳明腑实证。

郑声表现为神志不清，语言重复，时断时续，声音低弱。病机属心气大伤，精神散乱，为虚脱之证。

3. 简述川芎的功效和主治病证。

功效：活血行气，祛风止痛。

主治：①血瘀气滞痛证。②头痛，风湿痹痛。

34号题

4.蒿芩清胆汤的功用、主治、辨证要点及其配伍特点如何？

5.引起便血的肛门直肠疾病有哪些？他们各自的特点是什么？

6.简述水痘的临床特征和发病特点。

答题要求：根据你所抽题目的要求，进行口头回答，时间20分钟。

4. 蒿芩清胆汤的功用、主治、辨证要点及其配伍特点如何？

功效：清胆利湿，和胃化痰。

主治：少阳湿热证。以寒热如疟、寒轻热重、胸胁胀痛、吐酸苦水、舌红苔腻、脉弦滑数为辨证要点。

配伍特点：和解少阳与清热利湿、理气化痰相伍，以除少阳胆热痰浊。

5. 引起便血的肛门直肠疾病有哪些？他们各自的特点是什么？

引起便血的肛门直肠疾病有内痔、肛裂、直肠息肉、锁肛痔。他们的特点分别如下：

内痔便血，血不与大便相混，附于大便表面，或便时点滴而下，或一线如箭，无疼痛，血量多。肛裂便血，血量少，肛门明显疼痛。息肉痔便血多见于儿童，大便次数和性质无明显改变。锁肛痔便血，血与黏液相混，其色晦暗，排便次数增多，便意频繁，肛门有重坠感觉。

6. 简述水痘的临床特征和发病特点。

水痘是由水痘时邪（水痘 – 带状疱疹病毒）引起的一种传染性强的出疹性疾病。以发热、皮肤黏膜分批出现瘙痒性皮疹，丘疹、疱疹、结痂同时存在为主要特征。

本病一年四季均可发生，以冬春二季发病率高。任何年龄皆可发病，但以 6～9 岁儿童最为多见。本病一般预后良好，一次感染水痘大多可获终身免疫。

35 号题

1. 何谓"至虚有盛候"？并举例说明。

2. 喑哑、失音在新病、久病有何不同意义？

3. 简述半夏和天南星的功效异同点。

（共 6 题，4～6 题见下一试题页）

1. 何谓"至虚有盛候"？并举例说明。

至虚有盛候，是指真虚假实的病机而言，其病机的本质为"虚"，但表现出"实"的临床假象，故又称"至虚有盛候"，如脾虚所致的腹胀，其中脾虚（虚）为病变的本质，但是由于脾运化无力，导致腹胀（假实）之象。

2. 喑哑、失音在新病、久病有何不同意义？

新病：外感风寒或风热，或痰浊壅滞，肺失宣降——金实不鸣。

久病：肺肾阴虚，虚火灼肺，津枯肺损——金破不鸣。

3. 简述半夏和天南星的功效异同点。

二者均辛温有毒，能燥湿化痰，用治湿痰、寒痰证，炮制后又能治热痰、风痰；均能消肿止痛，外用治瘰疬、痰核、痈疽肿痛，蛇虫咬伤。然半夏主入脾、肺，重在治脏腑湿痰，消痞散结又治心下痞、结胸、梅核气，且能止呕。天南星主归肝经，偏走经络，常于祛风痰而能解痉止厥，多治风痰证，其消肿止痛之功亦更优。

35 号题

4. 理中丸、半夏泻心汤、痛泻要方、葛根黄芩黄连汤、参苓白术散、四神丸、藿香正气散、保和丸均能治疗腹泻，其区别何在？

5. 锁肛痔的典型临床表现。

6. 肝经湿热型阴痒的临床表现、治法和使用方剂。

答题要求：根据你所抽题目的要求，进行口头回答，时间 20 分钟。

4. 理中丸、半夏泻心汤、痛泻要方、葛根黄芩黄连汤、参苓白术散、四神丸、藿香正气散、保和丸均能治疗腹泻，其区别何在？

理中丸主治中焦虚寒之腹泻，伴脘腹隐痛，喜温喜按，不欲饮食，口不渴，舌淡苔白等。半夏泻心汤能治胃寒肠热的腹泻，多伴心下痞满、呕吐及舌苔黄腻等。痛泻要方可治脾虚肝郁之腹泻，其泻必伴肠鸣腹痛，泻后腹痛仍存等特征，兼有苔白脉弦。葛根黄芩黄连汤能治肠热腹泻，兼身热口渴，胸脘烦热，肛门灼热，苔黄脉数等。参苓白术散主治脾胃气虚夹湿之腹泻，兼见神疲乏力，形瘦纳差，腹胀面黄，舌淡苔白腻等。四神丸主治脾肾虚寒之五更泄泻，其泻多在黎明时发生，伴腹痛、腰痛、肢冷等症。藿香正气散主治外感风寒，内伤湿滞之腹泻，其泻不仅伴有胸膈痞满、脘腹疼痛、舌苔白腻等，还见有恶寒发热、无汗等表证。保和丸主治食滞腹泻，以腹痛腹泻、泻后痛减为主，伴有嗳腐吞酸、脘痞恶食、舌苔黄腻、脉滑等。

5. 锁肛痔的典型临床表现。

初期表现为直肠黏膜或肛门皮肤一突起小硬结，无明显症状，病情进一步发展可出现一系列改变：①便血：是直肠癌最常见的早期症状。②排便习惯改变：是直肠癌常见的早期症状。表现为排便次数增多，便意频繁，便不尽感等。有时为便秘，同时肛门内有不适或下坠感。③大便变形：大便形状变细、变扁等。④转移征象：首先是直接蔓延，后期穿过肠壁，侵入膀胱、阴道壁、前列腺等邻近组织，出现相应症状。

6. 肝经湿热型阴痒的临床表现、治法和使用方剂。

阴痒肝经湿热证，表现为阴部瘙痒难忍，坐卧不安，外阴皮肤粗糙增厚，有抓痕，黏膜充血破溃，或带下量多，色黄如脓，或呈泡沫米泔样，或灰白如凝乳，味腥臭，苔黄腻，脉濡数。治法：清热利湿，杀虫止痒。使用方剂：龙胆泻肝汤或萆薢渗湿汤，外用蛇床子散。

36 号题

1.阴阳失调的表现形式有几种?

2.睑、面、指颤动,在外感病和内伤病中有何意义?

3.简述川贝母、浙贝母的功效主治异同。

（共 6 题，4～6 题见下一试题页）

1. 阴阳失调的表现形式有几种？

阴阳偏盛、阴阳偏衰、阴阳互损、阴阳格拒、阴阳亡失。

2. 睑、面、指颤动，在外感病和内伤病中有何意义？

患者睑、面、唇、指（趾）不时颤动者，在外感热病中，多是动风预兆；在内伤杂病中，多是气血不足，筋脉失养，虚风内动。

3. 简述川贝母、浙贝母的功效主治异同。

二者均能清热化痰，散结消肿。可治疗肺热、痰热咳嗽及瘰疬、乳痈、肺痈等。其中川贝母味甘质润能润肺止咳，尤宜于内伤久咳、燥痰、热痰之证。浙贝母苦泄之性较强，长于清化热痰，降泄肺气。而且其散结消痈之功较川贝母强。

36 号题

4. 黄芪在补中益气汤、当归补血汤、玉屏风散、补阳还五汤、防己黄芪汤中的作用有何不同？

5. 尿石症的病因病机。

6. 痰湿内阻型不孕症的临床特征、治法和使用方剂。

答题要求：根据你所抽题目的要求，进行口头回答，时间 20 分钟。

4. 黄芪在补中益气汤、当归补血汤、玉屏风散、补阳还五汤、防己黄芪汤中的作用有何不同?

黄芪在补中益气汤中补气升阳以举陷;在当归补血汤中补气以生血;在玉屏风散中补气以固表止汗;在补阳还五汤中补气以促血行;在防己黄芪汤中补气固表,行水消肿。

5. 尿石症的病因病机。

本病多由肾虚和下焦湿热引起。病位在肾、膀胱和溺窍。肾虚为本,湿热为标。

西医认为,许多因素均可导致结石的形成,但其中主要因素是尿中盐类呈超饱和状态,尿中抑制晶体形成物质不足和核基质的存在。

6. 痰湿内阻型不孕症的临床特征、治法和使用方剂。

临床表现:婚久不孕,形体肥胖,月经推后,甚停闭不行,带下量多,色白质黏无臭,舌淡胖,苔白腻,脉滑。

治法:燥湿化痰,理气调经。

方剂:苍附导痰丸。

37 号题

1. 试述阴阳失调与寒热的关系。
2. 诊小儿食指脉络的临床意义。
3. 简述朱砂和琥珀的用法用量及使用注意

（共6题，4～6题见下一试题页）

1. 试述阴阳失调与寒热的关系。

阴阳失调病机中阴阳偏盛者，表现为阳盛则热，属于实热。阴盛则寒属于实寒；阳虚则寒，属于虚寒，阴虚则热，属于虚热；阴阳格拒则表现为阴盛格阳为真寒假热，阳盛格阴则表现为真热假寒。

2. 诊小儿食指脉络的临床意义。

浮沉分表里，红紫辨寒热，淡滞定虚实，三关测轻重。

3. 简述朱砂和琥珀的用法用量及使用注意。

朱砂：内服，只宜入丸、散剂，每次 0.1～0.5g；不宜入煎剂。外用适量。本品有毒，主含硫化汞，内服不可过量或持续服用，孕妇及肝功能不全者禁服。入药只宜生用，忌火煅。

琥珀：宜研末冲服，或入丸散，每次 1.5～3g，外用适量。不入煎剂。忌火煅。

37 号题

4. 玉屏风散和桂枝汤主治证的比较。

5. 慢性前列腺炎（精浊）有哪些表现？

6. 何谓妇女癥瘕？其产生的机制是什么？

答题要求：根据你所抽题目的要求，进行口头回答，时间20分钟。

4. 玉屏风散和桂枝汤主治证的比较。

二方均可用治表虚自汗。但玉屏风散所治之证其自汗乃胃气虚弱，腠理不固所致，故专攻益气固表止汗，兼以祛风；桂枝汤证其自汗因外感风寒，营卫不和所致，故以解肌发表、调和营卫取效。

5. 慢性前列腺炎（精浊）有哪些表现？

临床表现不一，患者可出现不同程度的尿频、尿急、尿痛、尿不尽、尿道灼热、腰骶、小腹、会阴及睾丸等处坠胀隐痛。晨起、尿末或大便时尿道偶见有少量白色分泌物。部分病程长患者可出现阳痿、早泄、遗精或射精痛等，或头晕耳鸣、失眠多梦、腰酸乏力等症状。直肠指检前列腺多为正常大小，或稍大或稍小，质软或软硬不均，轻度压痛。

6. 何谓妇女癥瘕？其产生的机制是什么？

概念：妇女下腹结块，伴有或胀，或痛，或满，或异常出血者，称为癥瘕。癥者有形可征，固定不移，推揉不散，痛有定处，病属血分；瘕者假聚成形，聚散无常，推之可移，痛无定处，病属气分。

病因病机：癥瘕的发生主要是由于机体正气不足，风寒湿热之邪内侵，或七情、房事、饮食内伤，脏腑功能失调。其主要病因有气滞血瘀、痰湿瘀结、湿热瘀阻和肾虚血瘀。

38号题

1. 何谓气机失调？其表现形式有几种？

2. 喘息不得卧，卧则气逆的临床意义。

3. 试比较柏子仁与酸枣仁功效、主治病证的共同点与不同点。

（共6题，4～6题见下一试题页）

1. 何谓气机失调？其表现形式有几种？

气的升降出入运动失常，就被称为气机失调，其表现形式有气滞、气逆、气陷、气闭和气脱 5 种。

2. 喘息不得卧，卧则气逆的临床意义。

咳逆倚息不得卧，卧则气逆，多为肺气壅滞，或心阳不足，水气凌心，或肺有伏饮。

3. 试比较柏子仁与酸枣仁功效、主治病证的共同点与不同点。

柏子仁与酸枣仁皆味甘性平，均有养心安神之功，用治阴血不足、心神失养所致的心悸怔忡、失眠、健忘等症，常相须为用。然柏子仁质润多脂，能润肠通便而治肠燥便秘；酸枣仁安神作用较强，且味酸收敛止汗作用亦优，体虚自汗、盗汗较常选用。

38号题

4.芍药汤、白头翁汤的功用、主治、辨证要点及其配伍特点如何？二者有何异同？

5.前列腺增生症的临床表现有何特点？

6.产后恶露不绝的定义、分型、治法和使用方剂。

答题要求：根据你所抽题目的要求，进行口头回答，时间20分钟。

4. 芍药汤、白头翁汤的功用、主治、辨证要点及其配伍特点如何？二者有何异同？

白头翁汤与芍药汤同为治痢之方。但白头翁汤主治热毒血痢，乃热毒深陷血分，治以清热解毒，凉血止痢，使热毒解，下痢止而后重除；芍药汤治下痢赤白，属湿热痢，而兼气血失调证，故治以清热燥湿与调和气血并进，且取通因通用之法，使行血则便脓自愈，调气则后重自除。两方主要区别在于：白头翁汤是清热解毒兼凉血燥湿止痢，芍药汤是清热燥湿与调和气血并用。

5. 前列腺增生症的临床表现有何特点？

（1）发病年龄：本病多见于 50 岁以上的中老年男性患者。

（2）主要症状：逐渐出现进行性尿频，以夜间为明显，并伴排尿困难，尿线变细。部分患者由于尿液长期不能排尽，致膀胱残余尿增多，而出现假性尿失禁。

（3）并发症：在发病过程中，常因受寒、劳累、憋尿、便秘等，而发生急性尿潴留。严重者可引起肾功能损伤，而出现肾功能不全的一系列症状。有些患者可并发尿路感染、膀胱结石、疝气或脱肛等。

6. 产后恶露不绝的定义、分型、治法和使用方剂。

产后恶露（血性）持续 10 天以上，仍淋漓不断者，称为"恶露不绝"，又称"恶露不尽"。其临床分为：气虚证、血热证、血瘀证。

（1）气虚证治法：补气摄血固冲。使用方剂：补中益气汤。

（2）血热证治法：养阴清热止血。使用方剂：保阴煎。

（3）血瘀证治法：活血化瘀止血。使用方剂：生化汤。

39 号题

1. 什么是内生五邪？与外感六淫有何区别？

2. 举例说明白苔的主病。

3. 简述羚羊角的功效、用法用量及使用注意。

（共 6 题，4～6 题见下一试题页）

1. 什么是内生五邪？与外感六淫有何区别？

内生"五邪"，指在疾病过程中，机体自身由于脏腑功能异常而导致化风、化火、化寒、化燥、化湿的病理变化。因病起于内，又与风、寒、湿、燥、火外邪所致病证的临床征象类似，故分别称为"内风""内寒""内湿""内燥"和"内火"，统称为内生"五邪"。

内生"五邪"是一个病机学概念，是指由于脏腑功能异常而在体内发生的化风、化火、化寒、化燥、化湿的病理变化，并非真正产生了五种邪气。而外感六淫属于病因学概念，是自然界气候异常变化产生的六种外感性致病因素。

2. 举例说明白苔的主病。

白苔一般主表证和寒证，如伤寒太阳病，舌苔薄白而润；温病卫分证，舌苔薄白而干等。若舌淡苔白而滑，常是里寒证或寒湿证。此外，白苔还可见于热证，如舌苔白如积粉，常为瘟疫或内痈征象；舌苔白而糙裂，多为温病内热暴盛伤津所致。

3. 简述羚羊角的功效、用法用量及使用注意。

功效：平肝息风，清肝明目，散血解毒。此外，本品味咸质重主降，还具有平肝潜阳之功。

用法用量：煎服用量 1 ~ 3g；宜单煎 2 小时以上。磨汁或研粉服，每次 0.3 ~ 0.6g。

使用注意：本品性寒，脾虚慢惊者忌用。

39 号题

4. 清暑益气汤的功用、主治及其配伍特点如何?

5. 股肿的临床分型及使用方剂。

6. 产后腹痛发生的病因病机。

答题要求：根据你所抽题目的要求，进行口头回答，时间 20 分钟。

4. 清暑益气汤的功用、主治及其配伍特点如何?

功效:清暑益气,养阴生津。

主治:暑热气津两伤证。

配伍特点:清热祛暑与益气生津配伍,使暑热去、气阴复,诸症自除。

5. 股肿的临床分型及使用方剂。

股肿临床辨证分为三型:湿热下注证,代表方剂四妙勇安汤;血脉瘀阻证,代表方剂活血通脉汤;气虚湿阻证代表方剂参苓白术散。

6. 产后腹痛发生的病因病机。

病因是气血两虚、瘀滞子宫。病机是气血运行不畅,不荣则痛;迟滞而痛,不通则痛。

40号题

1. 何谓内风? 其产生的病机有几种?

2. 腐、腻苔有何区别?

3. 简述妊娠用药禁忌的概念及分类，并举例说明。

（共6题，4～6题见下一试题页）

1. 何谓内风? 其产生的病机有几种?

内风即"风气内动",与外风相对,指脏腑精气阴阳失调,体内阳气亢逆而致风动之征的病理变化。凡是在疾病发展过程中,因为阳盛,或阴虚不能制阳,阳升无制,出现动摇、眩晕、抽搐、震颤等类似风动的征象,都是风气内动的具体表现。其发生机制包括:肝阳化风、热极生风、阴虚风动、血虚生风、血燥生风五种。

2. 腐、腻苔有何区别?

腐苔是指苔质颗粒疏松,粗大而厚,如豆渣堆于舌面,刮之易去的苔。腻苔则指苔质颗粒细腻致密,如油腻覆盖舌面,刮之难去的苔。

3. 简述妊娠用药禁忌的概念及分类,并举例说明。

妊娠用药禁忌是指妇女妊娠期治疗用药的禁忌。某些药物具有损害胎元以致堕胎的副作用,所以应作为妊娠禁忌的药物。

根据药物对于胎元损害程度的不同,一般可分为慎用与禁用两大类。

慎用的药物包括通经祛瘀、行气破滞及辛热滑利之品,如桃仁、红花、牛膝、大黄等。

禁用的药物是指毒性较强或药性猛烈的药物,如巴豆、牵牛、麝香、三棱、莪术等。

40 号题

4.半夏泻心汤的组成、功用、主治、辨证要点及其配伍特点如何？

5.湿热毒盛型脱疽的临床表现、治法和使用方剂。

6.气滞型子肿的临床特征、治法和使用方剂。

答题要求：根据你所抽题目的要求，进行口头回答，时间20分钟。

4. 半夏泻心汤的组成、功用、主治、辨证要点及其配伍特点如何？

组成：半夏泻心汤即小柴胡汤去柴胡、生姜，加黄连、干姜。

功效：平调寒热，消痞散结。

主治：寒热错杂之痞证。以心下痞满、呕吐泻利、苔腻微黄为辨证要点。

配伍特点：寒热互用以和阴阳，苦辛并进以调其升降，补泻兼施以顾其虚实。

5. 湿热毒盛型脱疽的临床表现、治法和使用方剂。

临床表现：患肢剧痛，日轻夜重，局部肿胀，皮肤紫暗，浸淫蔓延，溃破腐烂，肉色不鲜，身热口干，便秘溲赤。舌红，苔黄腻，脉弦数。

治法：清热利湿，解毒活血。

使用方剂：四妙勇安汤。

6. 气滞型子肿的临床特征、治法和使用方剂。

临床特征：妊娠 3～4 个月后，肢体肿胀，始于两足，渐延于腿，皮色不变，随按随起，伴有胸闷胁胀，头晕胀痛，苔薄腻，脉弦滑。

治法：理气行滞，除湿消肿。

使用方剂：天仙藤散。

41 号题

1. 何谓治未病？包括几个方面？
2. 舌淡胖大有齿痕的临床意义。
3. 简述全蝎、蜈蚣的用法用量及使用注意。

（共 6 题，4 ～ 6 题见下一试题页）

1. 何谓治未病？包括几个方面？

中医的"治未病"，就是预防思想，是采取一定的措施，防止疾病的发生与发展。治未病，包括未病先防和既病防变两个方面。

（1）未病先防：指在未病之前，采取各种措施，以防止疾病的发生。一方面养生以增强正气。其措施包括：①顺应自然。②养性调神。③护肾保精。④形体锻炼。⑤调理饮食。⑥针灸、推拿、药物调养。另一方面防止病邪侵害，其措施包括：①避其邪气。②药物预防。

（2）既病防变：指在疾病发生之后，力求做到早期诊治，防止疾病的传变。一方面应早期诊治。另一方面要防止传变，具体措施是：①阻截病传途径。②先安未受邪之地。

2. 舌淡胖大有齿痕的临床意义。

舌淡胖大而有齿痕：多属寒湿壅盛，或阳虚水湿内停。

3. 简述全蝎、蜈蚣的用法用量及使用注意。

全蝎煎服用量是 3～6g；蜈蚣煎服用量是 3～5g。两药皆可研末冲服，每次 0.6～1g。外用适量。由于两药均有毒，故用量不宜过大，孕妇慎用。

41 号题

4. 理中丸和小建中汤的功用、主治、辨证要点及其配伍特点如何? 二者有何异同?

5. 毒蛇咬伤的局部如何处理? 抗蛇毒血清的应用原则是什么?

6. 肾虚型胎漏的临床表现、治法和使用方剂。

答题要求: 根据你所抽题目的要求, 进行口头回答, 时间 20 分钟。

4. 理中丸和小建中汤的功用、主治、辨证要点及其配伍特点如何？二者有何异同？

理中丸：具有祛寒，补气健脾之功。主治脾胃虚寒证或阳虚失血证。以脘腹绵绵作痛、呕吐便溏、畏寒肢冷、舌淡、苔白、脉沉细为辨证要点。其配伍特点是：温补并用，以温为主。

小建中汤：具有温中补虚，和里缓急之功。主治中焦虚寒，肝脾不和证。以腹中拘急疼痛、喜温喜按、舌淡、脉细弦为辨证要点。其配伍特点是：温中补虚缓急之中，蕴有柔肝理脾、益阴和阳之意，用之可使中气强健，阴阳气血生化有源，故以建中名之。

理中丸和小建中汤两方均含炙甘草，同为温中祛寒之剂，但理中丸纯用温补药物，以温中祛寒、益气健脾为主，而小建中汤乃温补药配以调理肝脾之品，重在温中补虚，缓急止痛。

5. 毒蛇咬伤的局部如何处理？抗蛇毒血清的应用原则是什么？

（1）局部处理：毒蛇咬伤的局部常规处理，是指咬伤后在短时间内采取的紧急措施，包括早期结扎、扩创排毒、烧灼、针刺、火罐排毒、封闭疗法、局部用药等。

（2）抗蛇毒血清治疗：抗蛇毒血清又名蛇毒抗毒素，有单价和多价两种。抗蛇毒血清特异性较高，效果确切，应用越早，疗效越好。

6. 肾虚型胎漏的临床表现、治法和使用方剂。

临床表现：妊娠期阴道少量出血，色淡暗，腰酸，腹痛，下坠，或曾屡孕屡堕，头晕耳鸣，夜尿多，眼眶暗黑或有面部暗斑，舌淡暗，苔白，脉沉细滑，尺脉弱。

治法：补肾健脾，益气安胎。

使用方剂：寿胎丸加党参、白术或滋肾育胎丸。

42 号题

1. 何谓正治？正治的临床运用如何，请举例说明。

2. 何谓颤动舌？其临床意义是什么？

3. 试比较龙骨与牡蛎功效，主治病证的共同点与不同点。

（共 6 题，4 ～ 6 题见下一试题页）

1. 何谓正治？正治的临床运用如何，请举例说明。

所谓正治，指采用与疾病的证候性质相反的方药以治疗的一种原则。适用于疾病的征象与其本质相一致的病证。由于采用的方药与疾病证候性质相逆，如热证用寒药，故又称"逆治"。包括寒者热之、热者寒之、虚者补之、实者泻之。

2. 何谓颤动舌？其临床意义是什么？

颤动舌是指舌体震颤抖动，不能自主的表现。轻者仅伸舌时颤动，重者不伸舌时亦抖颤难宁。

颤动舌为肝风内动的表现，可因热盛、阳亢、阴亏、血虚等所致。久病舌淡白而颤动，多属血虚动风；新病舌绛而颤动，多属热极生风；舌红少津而颤动，多属阴虚动风；酒毒内蕴，亦可见舌体颤动。

3. 试比较龙骨与牡蛎功效，主治病证的共同点与不同点。

龙骨与牡蛎均有重镇安神、平肝潜阳、收敛固涩作用，均可用治心神不安、惊悸失眠、阴虚阳亢、头晕目眩及各种滑脱证。然龙骨长于镇惊安神，且收敛固涩力优于牡蛎；牡蛎平肝潜阳功效显著，又有软坚散结之功。可治痰核、瘰疬、瘿瘤、癥瘕积聚等证。

42 号题

4.四逆散、四逆汤和当归四逆汤三方及其主治病证的比较。

5.病案：刘某，男，28岁。主因转移性右下腹痛12小时就诊，疼痛呈持续性，进行性加重，伴有纳呆、恶心，体温38℃。检查：全腹软，右下腹局限性压痛，无反跳痛，未触及包块。舌淡苔白腻，脉弦紧。试分析其中医诊断、治法和方药。

6.女性特殊的月经现象有哪些？

答题要求：根据你所抽题目的要求，进行口头回答，时间20分钟。

4. 四逆散、四逆汤和当归四逆汤三方及其主治病证的比较。

三方均含有甘草，主治证中皆有"四逆"。四逆散证是因外邪传经入里，阳气内郁而不达四末所致，故其逆冷仅在肢端，不过腕踝，尚可见身热、脉弦等症。四逆汤证其厥逆是因阴寒内盛，阳气衰微所致，故其厥逆严重，冷过肘膝，并伴有全身阳衰阴盛症状及脉微欲绝。当归四逆汤证手足厥寒是血虚受寒，寒凝筋脉，血行不畅所致，因其寒邪在经不在脏，故其肢厥程度较四逆汤证为轻，并兼见肢体疼痛等症。

5. 病案： 刘某，男，28 岁。主因转移性右下腹痛 12 小时就诊，疼痛呈持续性，进行性加重，伴有纳呆、恶心、体温 38℃。检查：全腹软，右下腹局限性压痛，无反跳痛，未触及包块。舌淡苔白腻，脉弦紧。试分析其中医诊断、治法和方药。

诊断：肠痈（湿热证）。

治法：通腑泄热，解毒利湿透脓。

方剂：复方大柴胡汤。

6. 女性特殊的月经现象有哪些？

特殊的月经现象：①并月：身体无病，但月经定期 2 个月来潮一次。②居经：或称季经，身体无病，但月经定期 3 个月来潮一次。③避年：身体无病，但月经 1 年行经 1 次。④暗经：终生不潮却能受孕者。⑤激经：又称盛胎或垢胎，受孕初期仍能按月经周期有少量出血而无损于胎儿者。

43 号题

1.何谓反治？反治的临床运用如何，请举例说明。

2.黄胖的临床意义；濡脉的特征。

3.除开窍醒神功效之外，麝香还具有哪些功效？其用法用量和使用注意各是什么？

（共6题，4～6题见下一试题页）

1. 何谓反治？反治的临床运用如何，请举例说明。

反治：指顺从病证的外在假象而治的一种治疗原则。适用于疾病的征象与其本质不相符的病证，即病有假者。由于采用的方药性质与病证假象性质相同，故又称为"从治"。究其实质，仍然是针对疾病本质而进行的治疗，包括：

①热因热用，即以热治热，是用热性药物来治疗具有假热征象的病证。适用于阴盛格阳的真寒假热证。

②寒因寒用，即以寒治寒，是用寒性药物来治疗具有假寒征象的病证。适用于阳盛格阴的真热假寒证。

③塞因塞用，即以补开塞，是用补益药物来治疗具有闭塞不通症状的虚证。适用于"至虚有盛候"的真虚假实证。

④通因通用，即以通治通，是用通利的药物来治疗具有通泻症状的实证。适用于"大实有羸状"的真实假虚证。

2. 黄胖的临床意义；濡脉的特征。

（1）黄胖的临床意义：面黄虚浮，称为黄胖，多是脾气虚衰、湿邪内阻所致。

（2）濡脉的特征：浮细无力而软。

3. 除开窍醒神功效之外，麝香还具有哪些功效？其用法用量和使用注意各是什么？

除开窍醒神功效之外，麝香还具有活血通经、消肿止痛、催产功效。用法用量：内服入丸散，不宜入煎剂。每次 0.03～0.1g。外用适量。使用注意：孕妇禁用。

43 号题

4. 竹叶石膏汤、清营汤的功用、主治、辨证要点及其配伍特点如何？

5. 女性妊娠预产期的计算方法。

6. 邪犯肺卫型风疹的临床表现、治法和使用方剂。

答题要求：根据你所抽题目的要求，进行口头回答，时间 20 分钟。

4. 竹叶石膏汤、清营汤的功用、主治、辨证要点及其配伍特点如何？

竹叶石膏汤：具有清热生津、益气和胃之功。主治阳明余热未清，气津两伤证。以身热多汗、气逆欲呕、烦渴喜饮、舌红少津、脉虚数为辨证要点。其配伍特点是：清热与益气养阴并用，祛邪与扶正兼顾，清而不寒，补而不滞，构成清补两顾之剂。

清营汤：具有清营解毒、透热养阴之功。主治热入营分证。以身热夜甚，神烦少寐，斑疹隐隐，舌绛而干，脉数为辨证要点。其配伍特点是：清营解毒为主，配以养阴生津和透热转气，使入营之邪透出气分而解。

5. 女性妊娠预产期的计算方法。

预产期的计算方法：从末次月经的第 1 天算起，月数加 9（或减 3），日数加 7（阴历则加 14）。

6. 邪犯肺卫型风疹的临床表现、治法和使用方剂。

临床表现：发热恶风，喷嚏流涕，轻微咳嗽，精神倦怠，胃纳欠佳，疹色浅红，先起于头面、躯干，随即遍及四肢，分布均匀，稀疏细小，2～3 日消退，有瘙痒感，耳后及枕部臀核肿大有触痛，舌质偏红，舌苔薄白或薄黄，脉象浮数。

治法：疏风清热透疹。

方剂：银翘散。

44 号题

1. 治标和治本的治则在临床如何运用，谈谈你的看法？

2. 两颧潮红的临床意义。

3. 白术和苍术的功效有什么相同和不同之处？

（共 6 题，4～6 题见下一试题页）

1. 治标和治本的治则在临床如何运用，谈谈你的看法？

（1）缓则治本：是指在病情缓和、病势迁延、暂无急重症状的情况下，此时必须着眼于疾病本质的治疗。如痨病肺肾阴虚之咳嗽，肺肾阴虚是本，咳嗽、潮热、盗汗是标，标病不至于危及生命，故治疗多不选用单纯止咳、敛汗之剂来治标，而是滋补肺肾之阴以治其本。

（2）急则治标：病情严重，在疾病过程中又出现某些急重症状的情况。这时则应当先治或急治，此时的危重症状已成为疾病矛盾的主要方面，若不及时解决就要危及生命，或影响本病的治疗，故必须采取紧急措施先治其标。如大出血、二便不通、剧烈呕吐等情况。

（3）标本兼治：病变过程中标本错杂并重时，当标本兼治。如气虚感冒者宜益气解表；津亏便秘者宜增液行舟。

2. 两颧潮红的临床意义。

两颧潮红者，多属阴虚阳亢的虚热证；久病重病面色苍白，而颧颊部嫩红如妆，游移不定者，属戴阳证，是脏腑精气衰竭殆尽，阴阳虚极，阴不敛阳，虚阳浮越所致，属病重。

3. 白术和苍术的功效有什么相同和不同之处？

白术与苍术均具有健脾与燥湿两种主要功效。然白术以健脾益气为主，多用于脾虚湿困而偏于虚证者；苍术以苦温燥湿为主，适用于湿浊内阻而偏于实证者。此外，白术还有利尿、止汗、安胎之功，苍术还有发汗解表、祛风湿及明目作用。

44 号题

4.龙胆泻肝汤既可治头痛目赤，又可治阴肿、阴痒，为什么？

5.月经先期、月经后期、月经先后不定期的概念。

6.简述麻疹的临床特点和发病特点。

答题要求：根据你所抽题目的要求，进行口头回答，时间 20 分钟。

4. 龙胆泻肝汤既可治头痛目赤，又可治阴肿、阴痒，为什么？

头痛目赤，阴肿阴痒，均用龙胆泻肝汤治之，是因以上不同病证，均由肝胆实火，肝经湿热循经上扰下注所引起。而龙胆泻肝汤既可清肝胆实火，又可利肝胆湿热，实火清则头痛目赤可除，湿热去则阴肿阴痒可消，故可同用一方，此即异病同治之意。

5. 月经先期、月经后期、月经先后不定期的概念。

（1）月经先期：又称为"经期超前""经行先期""经早""经水不及期"等。其主症是月经周期提前7天以上，甚至十余日一行，连续2个周期以上。

（2）月经周期延后7天以上，甚至3～5个月一行，经期正常者，称为"月经后期"，亦称"经期错后""经迟"。

（3）月经先后不定期：是指月经周期或提前或延后7天以上，连续3个周期以上者，又称"经水先后无定期""月经愆期""经乱"等。

6. 简述麻疹的临床特点和发病特点。

麻疹是由麻疹时邪引起的一种急性出疹性传染病。临床以发热恶寒，咳嗽咽痛，鼻塞流涕，泪水汪汪，羞明畏光，口腔两颊近白齿处可见麻疹黏膜斑，周身皮肤依序布发红色斑丘疹，皮疹消退时皮肤有糠状脱屑和棕色色素沉着斑为特征。

45 号题

　　1. 对于阴阳失调导致的疾病，我们如何进行治疗？

　　2. 病理性五色各主什么病？

　　3. 应怎样区别使用北沙参和南沙参？

　　（共 6 题，4～6 题见下一试题页）

1. 对于阴阳失调导致的疾病，我们如何进行治疗？

阴阳失调导致的疾病我们需要采用调整阴阳的治则。所谓调整阴阳即针对疾病过程中机体阴阳的偏盛偏衰，损其有余、补其不足，以恢复人体阴阳的相对平衡的治则。

（1）阴阳偏盛者，采用损其有余的方法，即实则泻之。阳盛则热的实热证，治宜热者寒之，阴盛则寒的实寒证则寒者热之。

（2）阴阳偏衰者，采用补其不足的方法，即虚则补之。阳虚则寒的虚寒证，采用益火之源，以消阴翳（阴阳互制）的方法，或阴中求阳（阴阳互济）的方法。阴虚则热的虚热证，采用壮水之主，以制阳光（阴阳互制）的方法，或阳中求阴（阴阳互济）的方法。

（3）阴阳两虚者，采用阴阳双补的方法，阳损及阴导致的阴阳两虚，在补阳的基础上辅以补阴，而阴损及阳的阴阳两虚证，在补阴的基础上辅以补阳。

2. 病理性五色各主什么病？

青色主寒证、痛证、瘀血和惊风。赤色主热证，赤甚属实热，微赤为虚热。黄色主虚证、湿证。白色主虚证、寒证、脱血夺气。黑色主肾虚、寒证、痛证、水饮和瘀血。

3. 应怎样区别使用北沙参和南沙参？

北沙参与南沙参功用相似，均以养阴清肺、益胃生津为主要功效。但北沙参清养肺胃作用稍强，肺胃阴虚有热之证较为多用。而南沙参尚兼益气及祛痰作用，较宜于气阴两伤及燥痰咳嗽者。

45 号题

4.银翘散和桑菊饮的组成、功效、主治有何不同?

5.崩漏的治疗原则和治崩三法。

6.何谓五迟、五软?

答题要求：根据你所抽题目的要求，进行口头回答，时间 20 分钟。

4. 银翘散和桑菊饮的组成、功效、主治有何不同?

（1）药物组成：桑菊饮的组成主要是桑叶、菊花、杏仁、连翘、薄荷、桔梗、甘草、芦根；银翘散的组成主要是金银花、连翘、薄荷、荆芥、淡豆豉、牛蒡子、桔梗、淡竹叶、芦根、甘草。

（2）功效：桑菊饮的功效是疏风清热、宣肺止咳，肃肺止咳力更强，为辛凉轻剂；银翘散的功效是辛凉解表、清热解毒，解表清热力更强，为辛凉平剂。

（3）主治病证：桑菊饮应用于外感风热表证，咳嗽偏重者，临床表现为咳嗽、微热、微渴、脉浮数等；银翘散应用于外感风热表证，发热偏重者，临床表现为发热、微恶风寒、口渴、咽痛、脉浮数等。

5. 崩漏的治疗原则和治崩三法。

治疗原则是急则治其标，缓则治其本。治崩三法：塞流、澄源、复旧。

6. 何谓五迟、五软?

五迟、五软是小儿生长发育障碍的病证。五迟指立迟、行迟、齿迟、发迟、语迟；五软指头项软、口软、手软、足软、肌肉软。

46号题

1. 何谓三因制宜？在临床上如何运用？

2. 何谓得神？其表现如何？

3. 简述鹿茸的功效、主治病证、用量用法及使用注意。

（共6题，4～6题见下一试题页）

1. 何谓三因制宜？在临床上如何运用？

三因制宜是中医的一种治疗原则，包括因时制宜、因地制宜和因人制宜。

（1）因时制宜：根据时令气候特点，考虑用药的治则——用寒远寒，用凉远凉，用温远温，用热远热，食宜同法。

（2）因地制宜：根据不同地域环境特点，考虑用药的治则——南方者，天地所长养，阳之所盛处也。其地下，水土弱，雾露之所聚也。其民嗜酸而食胕，故其民皆致理而赤色，其病挛痹，其治宜微针。

（3）因人制宜：根据患者的年龄、性别、体质等不同特点，考虑用药的治则——老年慎泻，少年慎补。

2. 何谓得神？其表现如何？

得神即有神，是精充气足神旺的表现。

得神的表现是：目光明亮，精彩内含，神志清楚，语言清晰；面色荣润含蓄，表情自然，反应灵敏，动作灵活，体态自如，呼吸平稳，肌肉不削。

3. 简述鹿茸的功效、主治病证、用量用法及使用注意。

功效：壮肾阳，益精血，强筋骨，调冲任，托疮毒。

主治：①肾阳不足，精血亏虚，阳痿早泄，宫寒不孕，眩晕，耳鸣耳聋。②腰脊冷痛，筋骨痿软。③冲任虚寒，崩漏带下。④阴疽不敛。

用法用量：1～2g，研末吞服，或入丸、散。

使用注意：服用本品宜从小量开始，缓缓增加，不可骤用大量，以免阳升风动，头晕目赤，或伤阴动血。凡发热者均当忌服。

46 号题

4.大承气汤的组成、功效和煎服法及其意义如何?

5.月经量多的病因病机。

6.尿频的定义以及病因病机。

答题要求：根据你所抽题目的要求，进行口头回答，时间 20 分钟。

4. 大承气汤的组成、功效和煎服法及其意义如何?

组成:大黄四两,厚朴半斤,枳实五枚,芒硝三合。

功用:峻下热结。

煎服法:先煮枳、朴,后下大黄,再入芒硝,是因为硝、黄后下则泻下之力强。即生者气锐而先行,熟者气钝而和缓。

5. 月经量多的病因病机。

导致月经量多的病因主要是气虚、血热和血瘀。主要病机是冲任不固,经血失于制约而致出血量多。

6. 尿频的定义以及病因病机。

(1)概念:尿频是以小便频数为特征的疾病。多发于学龄前儿童,尤以婴幼儿发病率最高,女孩多于男孩。

(2)病因病机:病因有湿热下注、脾肾气虚、阴虚内热。尿频的发生,多由于湿热之邪蕴结下焦,也可因脾肾气虚,使膀胱气化功能失常所致;或病久不愈,损伤肾阴而致阴虚内热。主要病机为膀胱气化功能失常。

47 号题

1. 何谓脾主统血?

2. 脾气虚证与脾阳虚证的临床表现有何异同?

3. 比较赤芍与白芍功效的共同点和不同点。

（共 6 题，4 ～ 6 题见下一试题页）

1. 何谓脾主统血？

脾主统血是指脾气具有统摄、控制血液在脉中正常运行而不逸出脉外的作用。脾气统摄血液，实际上是气的固摄作用的体现。脾气是一身之气分布到脾脏的部分，一身之气充足，脾气必然充盛；而脾气健运，一身之气自然充足。气足则能摄血，故脾统血与气摄血是统一的。

2. 脾气虚证与脾阳虚证的临床表现有何异同？

①脾气虚证与脾阳虚证均为脾病常见的证候，均有纳少、腹胀、便溏等脾失健运的症状。②脾气虚证以气虚兼纳呆，腹胀为主症。③脾阳虚证较前者重，有腹痛绵绵，喜温喜按，畏寒肢冷，浮肿，舌淡胖，苔白滑，脉沉迟无力等阳虚寒象特征。

3. 比较赤芍与白芍功效的共同点和不同点。

赤芍与白芍均能止痛，但赤芍性寒，善凉血活血而止痛，长于消散瘀血。白芍味酸，善敛阴柔肝而止痛，兼能平抑肝阳，敛阴养血。

47 号题

4.温脾汤的功用、主治、辨证要点及其配伍特点如何?

5.水肿风水相搏证的临床表现、治法和使用方剂。

6.月经过少的辨证分型、治法和使用方剂。

答题要求：根据你所抽题目的要求，进行口头回答，时间 20 分钟。

4.温脾汤的功用、主治、辨证要点及其配伍特点如何？

功效：攻下冷积，温补脾阳。

主治：阳虚寒积证。以腹痛、便秘、手足不温、苔白、脉沉弦为辨证要点。

配伍特点：温补脾阳与寒下攻积药配伍，温通、泻下、补益三法兼备，寓温补于攻下之中，具有温阳以祛寒、攻下不伤正之特点。

5.水肿风水相搏证的临床表现、治法和使用方剂。

临床表现：水肿自眼睑开始迅速波及全身，以头面肿势为甚，皮色光亮，按之凹陷，随手而起，尿少色赤，微恶风寒或伴发热，咽红咽痛，肢体酸痛，鼻塞，咳嗽，舌质淡，舌苔薄白或薄黄，脉浮。

治法：疏风宣肺，利水消肿。

方剂：麻黄连翘赤小豆汤合五苓散。

6.月经过少的辨证分型、治法和使用方剂。

（1）肾虚证。治法：补肾益精，养血调经。使用方剂：归肾丸。

（2）血虚证。治法：养血益气调经。使用方剂：滋血汤。

（3）血瘀证。治法：活血化瘀，理气调经。使用方剂：桃红四物汤。

（4）痰湿证。治法：化湿燥痰调经。使用方剂：苍附导痰丸。

48号题

1. 何谓肝主疏泄？具体表现在几个方面？

2. 脾气虚证与脾虚气陷证、脾不统血证的临床表现有何异同？

3. 试述当归的药性特点、功效及主治病证。

（共6题，4～6题见下一试题页）

1. 何谓肝主疏泄？具体表现在几个方面？

肝主疏泄是指肝气具有疏通、畅达全身气机的作用。主要表现在：①促进血液与津液的运行输布。②促进脾胃运化和胆汁的分泌排泄。③调畅情志。④促进男子排精与女子排卵行经。

2. 脾气虚证与脾虚气陷证、脾不统血证的临床表现有何异同？

（1）脾气虚证、脾虚气陷证、脾不统血证三证均以脾气亏虚，运化机能减退为病理基础，故均有纳呆，腹胀，便溏，神疲乏力，舌淡，脉弱等脾气虚的共同症状。

（2）脾虚气陷证是因脾气亏虚而致升举无力，故见脘腹坠胀，肛门重坠，脏器下垂等表现。

（3）脾不统血证因脾气亏虚而致统摄无权，故常见便血，尿血，肌衄，鼻衄，或月经过多，崩漏等出血症状。

3. 试述当归的药性特点、功效及主治病证。

性能：甘、辛，温。归肝、心、脾经。

功效：补血活血，调经止痛，润肠通便。

主治病证：①血虚萎黄，眩晕心悸。②血虚血瘀，月经不调，经闭，痛经。③虚寒腹痛，跌打损伤，痈疽疮疡，风湿痹痛。④血虚肠燥便秘。

48 号题

4. 桂枝汤证已有汗出，何以仍用汗法？

5. 小儿急惊风的诊断标准。

6. 痰湿阻滞型闭经的临床表现、治法和使用方剂。

答题要求：根据你所抽题目的要求，进行口头回答，时间 20 分钟。

4. 桂枝汤证已有汗出，何以仍用汗法？

桂枝汤证之汗出，是由风寒外袭，卫阳不固，营阴失守，津液外泄所致。故外邪不去，营卫不和，则汗出不能止。桂枝汤虽曰发汗，实属解肌发表与调和营卫双重用意，外邪去而肌表固密，营卫和则津不外泄。故如法服用，于遍身微（药）汗之后，则原证之（病）汗自止。

5. 小儿急惊风的诊断标准。

①多见于3岁以下婴幼儿，5岁以上则逐渐减少。

②以四肢抽搐、颈项强直、角弓反张、神志昏迷为主要临床表现。

③可有接触疫疠之邪或暴受惊恐的病史。

④有明显的原发疾病，如感冒、肺炎喘嗽、疫毒痢、流行性腮腺炎、流行性乙型脑炎等。中枢神经系统感染患儿，脑脊液检查有异常改变，神经系统检查出现病理性反射。

⑤必要时可做大便常规及大便细菌培养、血培养、脑脊液检验等有关检查。

6. 痰湿阻滞型闭经的临床表现、治法和使用方剂。

闭经痰湿阻滞证，表现为月经延后，经量少，色淡质黏腻，渐至月经停闭，伴形体肥胖，胸闷泛恶，神疲倦怠，纳少痰多或带下量多、色白，苔腻，脉滑。治法：健脾燥湿化痰，活血调经。使用方剂是四君子汤合苍附导痰丸。

49 号题

1. 何谓心肾相交?

2. 寒湿困脾证与脾胃湿热证的临床表现有何异同?

3. 结合五味子的药性，试用中医药理论阐述五味子的功效与主治病证。

（共 6 题，4～6 题见下一试题页）

1. 何谓心肾相交?

心在上焦,属火,肾在下焦,属水。心中之阳下降至肾,能温养肾阳;肾中之阴上升至心,则能涵养心阴。在正常情况下,心火和肾水就是相互升降、协调,彼此交通,保持动态的平衡,这就是心肾相交,又称为水火既济。

2. 寒湿困脾证与脾胃湿热证的临床表现有何异同?

①寒湿困脾证与脾胃湿热证的病因均有湿邪内犯,病位均在中焦脾胃,病机均为脾胃纳运,升降失职,故都可见脘闷,纳呆呕恶,大便溏泄,肢体困重,舌苔黏腻等症状。②前者为寒与湿邪困阻脾胃,寒湿内盛之象明显,以湿盛为主,可见舌胖苔白腻、脉濡缓等症状。③后者为热与湿邪内蕴中焦,湿热之象明显,可见身热、舌红苔黄腻、脉濡数等热象特征。

3. 结合五味子的药性,试用中医药理论阐述五味子的功效与主治病证。

五味子药性是酸、甘、温。归肺、心、肾经。五味子的功效是收敛固涩,益气生津,补肾宁心。主治久咳虚喘;自汗,盗汗;遗精,滑精;久泻不止;津伤口渴,消渴;心悸,失眠,多梦等症。

五味子味酸收敛,甘温而润,能上敛肺气,下滋肾阴,为治疗久咳虚喘之要药。治肺虚久咳及肺肾两虚喘咳证。

五味子以酸为主,入肺善能敛肺止汗,故治自汗、盗汗。

五味子甘温而涩,入肾,能补肾涩精止遗,为治肾虚精关不固遗精、滑精之常用药。治滑精及梦遗者。

五味子味酸涩性收敛,能涩肠止泻。配伍温补脾肾药物治脾肾虚寒久泻不止。

五味子甘以益气,酸能生津,具有益气生津止渴之功。可治热伤气阴,汗多口渴及阴虚内热,口渴多饮之消渴证。

五味子既能补益心肾,又能宁心安神。治阴血亏损,心神失养,或心肾不交之虚烦心悸、失眠多梦等症。

49 号题

4. 中医临床常用的治法有哪些?

5. 小儿的生理病理特点及其意义。

6. 寒凝血瘀型痛经的临床表现、治法和使用方剂。

答题要求：根据你所抽题目的要求，进行口头回答，时间 20 分钟。

4. 中医临床常用的治法有哪些？

常用治法主要是指清代医家程钟龄在《医学心悟·医门八法》中概括总结的汗、吐、下、和、温、清、消、补八法。

5. 小儿的生理病理特点及其意义。

（1）生理特点及临床意义：①脏腑娇嫩，形气未充：稚阳未充，稚阴未长。小儿的脏腑娇嫩，是指小儿五脏六腑的形与气皆属不足，其中又以肺、脾、肾三脏不足更为突出。②生机蓬勃，发育迅速：小儿为纯阳之体，无论是在形态结构方面，还是在生理功能方面，都在不断地、迅速地发育成长。

（2）病理特点及临床意义：①发病容易，传变迅速。②脏气清灵，易趋康复。

6. 寒凝血瘀型痛经的临床表现、治法和使用方剂。

痛经寒凝血瘀证，表现为经前或经期小腹冷痛拒按，得热则痛减，月经或见推后，经血量少，色暗有块，畏寒肢冷，面色青白，舌暗，苔白，脉沉紧。治法：温经散寒，化瘀止痛。使用方剂：少腹逐瘀汤。

50号题

1. 何谓肝肾同源?

2. 望皮肤时如何区分斑疹?

3. 简述蛇床子的功效和主治病证。

（共6题，4～6题见下一试题页）

1. 何谓肝肾同源？

肝肾同源是指肝肾之间相互滋养，精血相生的关系。肝藏血，肾藏精，精血都化源于脾胃消化吸收的水谷精微，另外，肝血依赖肾精的滋养，肾精又依赖肝血的补充，肝血与肾精相互滋生，相互转化，因此称肝肾同源，又称精血同源。

2. 望皮肤时如何区分斑疹？

斑和疹都是皮肤上的病变，是疾病过程中的一个症状。斑色红，点大成片，平摊于皮肤下，摸之不碍手，压之不褪色。由于病机不同，而有阳斑与阴斑之别。疹形如粟粒，色红而高起，摸之碍手，压之褪色，由于病因不同，可分为麻疹、风疹、瘾疹等。

3. 简述蛇床子的功效和主治病证。

功效：燥湿祛风，杀虫止痒，温肾壮阳。

主治：阴痒带下，湿疹瘙痒，疥癣，湿痹腰痛，肾虚阳痿，宫冷不孕，寒湿带下。

50号题

4. 简述佐药的分类及作用。

5. 何谓妊娠恶阻? 导致妊娠恶阻的机制是什么?

6. 小儿生理性黄疸与病理性黄疸的鉴别。

答题要求: 根据你所抽题目的要求, 进行口头回答, 时间20分钟。

4. 简述佐药的分类及作用。

佐药分为 3 类。①佐助药，即协助君、臣药以加强治疗作用，或直接治疗次要兼证的药物。②佐制药，即用以消除或减弱君、臣药物的毒性，或能制约君、臣药物峻烈之性的药物。③反佐药，即病重邪深，可能拒药时，配伍与君药性味相反而又能在治疗中起相成作用的药物。

5. 何谓妊娠恶阻？导致妊娠恶阻的机制是什么？

（1）概念：妊娠早期出现严重的恶心呕吐、头晕倦怠，甚至食入即吐者，称"妊娠恶阻"。

（2）病因病机：病因是脾胃虚弱、肝胃不和。病机是冲脉之气上逆，胃失和降。

6. 小儿生理性黄疸与病理性黄疸的鉴别。

生理性胎黄大多在生后 2～3 天出现，4～6 天达高峰，足月儿在生后 2 周消退，早产儿持续时间较长，3～4 周。黄疸较轻（足月儿血清总胆红素 ≤ 221μmol/L，早产儿 ≤ 257μmol/L）。除有轻微食欲不振外，一般无其他临床症状。

病理性黄疸的黄疸出现早（生后 24 小时以内）、发展快（血清总胆红素每日上升幅度 > 85.5μmol/L 或每小时上升幅度 > 8.5μmol/L）、程度重（足月儿血清总胆红素 > 221μmol/L，早产儿 > 257μmol/L）、消退迟（黄疸持续时间：足月儿 > 2 周，早产儿 > 4 周）或黄疸退而复现。伴随各种临床症状。

51 号题

1. 何谓肺主治节？具体表现如何？

2. 简述头痛的分经诊断。

3. 使用补虚药应该注意哪些方面？代表的药物有哪些？

（共6题，4～6题见下一试题页）

1. 何谓肺主治节？具体表现如何？

肺主治节是指肺气具有治理调节肺之呼吸及全身之气、血、水的作用，是对肺的主要生理功能的高度概括。《素问·灵兰秘典论》说："肺者，相傅之官，治节出焉。"肺主治节主要表现在四个方面：①治理调节呼吸运动。②调理全身气机。③治理调节血液的运行。④治理调节津液代谢。

2. 简述头痛的分经诊断。

疼痛在前额连及眉棱骨属于阳明经头痛，两侧头痛属于少阳经头痛，后头痛连及项部属于太阳经头痛，颠顶疼痛属于厥阴经头痛。

3. 使用补虚药应该注意哪些方面？代表的药物有哪些？

①使用补虚药，首先应因证选药，应避免补之不当。必须根据气虚、阳虚、血虚与阴虚的证候不同，选择相应的对证药物。

②要防止不当补而误补。

③补虚药用于扶正祛邪，不仅要分清主次，处理好祛邪与扶正的关系，而且应避免使用可能妨碍祛邪的补虚药，使祛邪而不伤正，补虚而不留邪。

④应注意补而兼行，使补而不滞。

⑤补虚药如做汤剂，一般宜适当久煎，使药味尽出。

⑥虚弱证一般病程较长，补虚药宜采用蜜丸、煎膏、口服液等便于保存、服用并可增效的剂型。

代表药物有人参、黄芪、白术、枸杞子、山药等。

51 号题

4. 回阳救逆的代表方是什么？此方的临床表现是什么？方中炙甘草的三个作用是什么？

5. 经行泄泻的病因病机。

6. 厌食与积滞的鉴别。

答题要求：根据你所抽题目的要求，进行口头回答，时间 20 分钟。

4. 回阳救逆的代表方是什么？此方的临床表现是什么？方中炙甘草的三个作用是什么？

代表方：四逆汤。

临床表现：四肢厥逆，恶寒蜷卧，神衰欲寐，面色苍白，腹痛下利，呕吐不渴，舌苔白滑，脉微细。

炙甘草的作用：①益气补中，使全方温补结合，以治虚寒之本。②甘缓姜、附峻烈之性，使其破阴回阳而无暴散之虞。③调和药性，并使药力作用持久。

5. 经行泄泻的病因病机。

本病的发生主要责之于脾肾虚弱。脾主运化，肾主温煦，为胃之关，主司二便。若二脏功能失于协调，脾气虚弱或肾阳不足，则运化失司，水谷精微不化，水湿内停。经行之际，气血下注冲任，脾肾益虚而致经行泄泻。

6. 厌食与积滞的鉴别。

（1）厌食：由喂养不当，脾胃运化功能失调所致。以长期食欲不振、厌恶进食为主症。

（2）积滞：以不思乳食，食而不化，脘腹胀满，大便酸臭为特征，在不思乳食的基础上伴有饮食不消化的症状。

厌食与积滞，两者症状很类似，但积滞在厌食的基础上又有食积表现，积滞的厌食是食积而致。

52 号题

1. 何谓肾主纳气？

2. 小便频数的概念及临床意义。

3. 比较金银花和连翘的异同。

（共6题，4～6题见下一试题页）

1. 何谓肾主纳气？

肾主纳气是指肾气有摄纳肺所吸入的自然界清气，保持吸气的深度，防止呼吸表浅的作用。《难经·四难》说："呼出心与肺，吸入肾与肝。"《类证治裁·喘证》说："肺为气之主，肾为气之根。"

2. 小便频数的概念及临床意义。

小便频数又称尿频，是指小便次数增多，有急迫感而无疼痛的一种病证。

小便短赤，频数急迫者，是湿热蕴结下焦，膀胱气化不利所致；小便澄清，频数量多，夜间明显者，是因肾阳虚或肾气不固，膀胱失约所致。

3. 比较金银花和连翘的异同。

金银花和连翘二药均能清热解毒，疏散风热，常相须为用，用治疮痈、外感风热与温病初起。金银花疏散风热之力较强，并能凉血止痢，用治热毒血痢；连翘清心解毒之力强，消痈散结，为"疮家圣药"，用治瘰疬痰核。

52 号题

4.患者泻痢无度，滑脱不禁，甚至脱肛坠下，脐腹疼痛，喜温喜按，倦怠食少，舌淡苔白，脉沉迟细。试问适用的方剂是什么？并说明其组成、功效和主治。

5.绝经前后诸证的概念和病因病机。

6.头痛的主穴，肝阳头痛的配穴。

答题要求：根据你所抽题目的要求，进行口头回答，时间 20 分钟。

4. 患者泻痢无度，滑脱不禁，甚至脱肛坠下，脐腹疼痛，喜温喜按，倦怠食少，舌淡苔白，脉沉迟细。试问适用的方剂是什么？并说明其组成、功效和主治。

方剂：真人养脏汤（《太平惠民和剂局方》）。

方歌：真人养脏木香诃，当归肉蔻桂粟壳，术芍参甘为涩剂，脱肛久痢早煎尝。

组成：人参六钱，当归六钱，白术六钱，肉豆蔻半两，肉桂八钱，炙甘草八钱，白芍药一两六钱，木香一两四钱，诃子一两二钱，罂粟壳三两六钱。

功用：涩肠固脱，温补脾肾。

主治：久泻久痢，脾肾虚寒证。

5. 绝经前后诸证的概念和病因病机。

（1）概念：妇女在绝经前后，出现烘热面赤，进而汗出，精神倦怠，烦躁易怒，头晕目眩，耳鸣心悸，失眠健忘，腰酸背痛，手足心热，或伴有月经紊乱等与绝经有关的症状，称"经断前后诸证"，又称"经断前后诸证"。

（2）病因病机：病机以肾虚为主。常见的病因有肾阴虚、肾阳虚和肾阴阳两虚。

6. 头痛的主穴，肝阳头痛的配穴。

主穴：百会、太阳、风池、阿是穴、合谷。

肝阳头痛，配太溪、太冲。

53 号题

1. 小肠的生理功能。

2. 何谓里急后重？临床意义代表什么？

3. 生地黄的性能功效和主治病证。

（共 6 题，4～6 题见下一试题页）

1. 小肠的生理功能。

小肠为"受盛之官"，主要生理功能：①主受盛化物。②主泌别清浊。③小肠主液。

2. 何谓里急后重？临床意义代表什么？

里急后重是指腹痛窘迫，时时欲便，肛门重坠，便出不爽。多因湿热内阻，肠道气滞所致，常见于湿热痢疾。

3. 生地黄的性能功效和主治病证。

性能：甘、寒。归心、肝、肾经。

功效：清热凉血，养阴生津。

主治病证：①热入营血，温毒发斑，吐血衄血。②阴虚内热，骨蒸劳热。③津伤口渴，内热消渴，肠燥便秘。

53号题

4.患者常自汗出，夜卧更甚，心悸惊惕，短气烦倦，舌淡红，脉细弱。试问适用的方剂是什么？并说明其组成、功用、主治。

5.何谓带下过多？其发生的病因病机是什么？

6.小儿疳积证的临床表现、治法和方药。

答题要求：根据你所抽题目的要求，进行口头回答，时间20分钟。

4.患者常自汗出，夜卧更甚，心悸惊惕，短气烦倦，舌淡红，脉细弱。试问适用的方剂是什么？并说明其组成、功用、主治。

方剂：牡蛎散（《太平惠民和剂局方》）。

方歌：牡蛎散内用黄芪，浮麦麻根合用宜，卫虚自汗或盗汗，固表收敛见效奇。

组成：黄芪一两，麻黄根一两，煅牡蛎一两，小麦百余粒。

功用：敛阴止汗，益气固表。

主治：自汗、盗汗证。

5.何谓带下过多？其发生的病因病机是什么？

概念：带下过多是指带下量明显增多，色、质、气味异常，或伴有局部及全身症状者。

病因病机：病机是湿邪伤及任、带二脉，使任脉不固，带脉失约。湿邪是导致本病的主要原因，但有内外之别。

6.小儿疳积证的临床表现、治法和方药。

临床表现：形体明显消瘦，面色萎黄，肚腹膨胀，甚则青筋暴露，毛发稀疏结穗，性情烦躁，夜卧不宁，或见揉眉挖鼻，吮指磨牙，动作异常，食欲不振或善食易饥，或嗜食异物，舌淡苔腻，脉沉细而滑。

治法：消积理脾。

方剂：肥儿丸。

54号题

　　1.何谓"上焦如雾""中焦如沤""下焦如渎"?

　　2.口黏腻的临床表现及意义。

　　3.青蒿的性能、功效、主治病证和用法。

　　（共6题，4～6题见下一试题页）

1. 何谓"上焦如雾""中焦如沤""下焦如渎"?

(1)"上焦如雾":是对心肺输布营养至全身的作用和形式的形象描写与概括,喻指上焦宣发卫气,敷布水谷精微和津液,如雾露之灌溉。

(2)"中焦如沤":是对脾胃、肝胆等脏腑的消化饮食物的作用和形式的形象描写与概括,喻指中焦消化饮食物,如发酵酿造之过程。

(3)"下焦如渎":是对小肠、大肠、肾和膀胱的排泄糟粕的作用和形式的描写与概括,喻指肾、膀胱、大肠等脏腑排泄二便,如沟渠之通导。

2. 口黏腻的临床表现及意义。

口黏腻是指患者自觉口中黏腻不爽,常见于痰热内盛、湿热蕴脾及寒湿困脾之证。

3. 青蒿的性能、功效、主治病证和用法。

性能:苦、辛,寒。归肝、胆经。

功效:清透虚热,凉血除蒸,解暑,截疟。

主治病证:①温邪伤阴,夜热早凉。②阴虚发热,劳热骨蒸。③暑热外感,发热口渴。④疟疾寒热。

用法:煎服,不宜久煎;或鲜用绞汁服。

54号题

4. 肾气丸（《金匮要略》）的组成、功效、主治病证和配伍特点。

5. 湿热下注型带下过多的临床表现、治法和使用方剂。

6. 腰痛的治法和针灸处方主穴。

答题要求：根据你所抽题目的要求，进行口头回答，时间 20 分钟。

4. 肾气丸 (《金匮要略》) 的组成、功效、主治病证和配伍特点。

方歌：金匮肾气治肾虚，熟地怀药及山萸，丹皮苓泽加桂附，水中生火在温煦。

组成：干地黄八两，山萸肉四两，山药四两，泽泻三两，牡丹皮三两，茯苓三两，桂枝一两，炮附子一两。

功用：补肾助阳，化生肾气。

主治：肾阳不足证。

配伍特点：重用"三补三泻"，以益精泄浊；少佐温热助阳，以"少火生气"。

5. 湿热下注型带下过多的临床表现、治法和使用方剂。

带下过多湿热下注证，表现为带下量多，色黄或呈脓性，质黏稠，有臭气，或带下色白质黏，呈豆渣样，外阴瘙痒，小腹作痛，口苦口腻，胸闷纳呆，小便短赤，舌红，苔黄腻，脉滑数。治法：清利湿热，解毒杀虫。使用方剂：止带方。

6. 腰痛的治法和针灸处方主穴。

治法：通经止痛。取局部阿是穴及足太阳经穴为主。

主穴：大肠俞、阿是穴、委中。

55 号题

1. 简述脾与胃之间的关系。

2. 口苦的临床表现和意义。

3. 牵牛子的功效、主治病证、用法用量和使用注意。

（共 6 题，4～6 题见下一试题页）

1. 简述脾与胃之间的关系。

（1）脾与胃通过足太阴经与足阳明经联络，互为表里。

（2）生理上，二者相互联系，其关系概括为：

①纳运相成：胃之受纳失常则脾之运化不利，脾失健运则胃纳失常，出现恶心呕吐、脘腹胀满、不思饮食等，称为"脾胃不和"。

②升降相因：脾气不升，水谷夹杂而下，出现泄泻，甚则完谷不化。胃气不降反而上逆，可见恶心呕吐、呃逆嗳气。故《素问·阴阳应象大论》有"清气在下，则生飧泄；浊气在上，则生腹胀"。

③燥湿相济：脾属阴，阳气易损；胃属阳，津液和阴气易伤。如湿困脾运，可导致胃纳不振；胃津不足，亦可影响脾气运化。脾湿则其气不升，胃燥则其气不降，可见中满痞胀、排便异常等症。

2. 口苦的临床表现和意义。

口苦是指患者自觉口中有苦味。多见于心火上炎，或肝胆火热之证。

3. 牵牛子的功效、主治病证、用法用量和使用注意。

功效：泻水通便，消痰涤饮，杀虫攻积。

主治病证：①水肿，鼓胀。②痰饮喘咳。③虫积腹痛。

用法用量：煎服，3～6g。入丸、散剂，每次1.5～3g。本品炒用药性减缓。

使用注意：孕妇忌用。不宜与巴豆、巴豆霜同用。

55 号题

4. 患者见饮食不化，胸脘痞闷，肠鸣泄泻，四肢乏力，形体消瘦，面色萎黄，舌淡苔白腻，脉虚缓。请问适用的方剂是什么？并说明其组成、功效、主治和配伍特点。

5. 小儿感冒与成人感冒的区别？

6. 消渴病有哪些常见变证？简述其形成的机理

答题要求：根据你所抽题目的要求，进行口头回答，时间 20 分钟。

4.患者见饮食不化，胸脘痞闷，肠鸣泄泻，四肢乏力，形体消瘦，面色萎黄，舌淡苔白腻，脉虚缓。请问适用的方剂是什么？并说明其组成、功效、主治和配伍特点。

方剂：参苓白术散（《太平惠民和剂局方》）。

方歌：参苓白术扁豆陈，山药甘莲砂薏仁，桔梗上浮兼保肺，枣汤调服益脾神。

组成：莲子肉一斤，薏苡仁一斤，砂仁一斤，桔梗一斤，白扁豆一斤半，茯苓二斤，人参二斤，炒甘草二斤，白术二斤，山药二斤。

功用：益气健脾，渗湿止泻。

主治：脾虚湿盛证。

配伍特点：诸药配伍，补中焦之虚损，助脾气之运化，渗停聚之湿浊，行气机之阻滞，恢复脾胃受纳与健运之功，则诸症自除。

5. 小儿感冒与成人感冒的区别？

小儿感冒与成人感冒的不同主要在于夹痰、夹滞、夹惊。

（1）夹痰：表现为咳嗽较剧，痰多，喉间痰鸣。治法：偏于风寒，治以辛温解表，宣肺化痰。加用三拗汤、二陈汤。偏风热证，治以辛凉解表，清肺化痰，加用桑菊饮、黛蛤散。

（2）夹滞：表现为脘腹胀满，不思饮食，呕吐酸腐，口气秽浊。治以解表兼以消食导滞，加用保和丸。

（3）夹惊：表现为惊惕哭闹，睡卧不宁，甚至骤然抽风，治以解表兼以清热镇惊，加用镇惊丸。

6. 消渴病有哪些常见变证？简述其形成的机理。

①肺失滋养，日久可并发肺痨。②肾阴亏损，肝失濡养，肝肾精血不能上承于耳目，则可并发白内障、雀目、耳聋。③燥热内结，营阴被灼，脉络瘀阻，蕴毒成脓，则发为疮疖痈疽。④阴虚燥热，炼液成痰，以及血脉瘀滞，痰瘀阻络，脑脉闭阻或血溢脉外，发为中风偏瘫。⑤阴损及阳，脾肾衰败，水湿潴留，泛滥肌肤，则发为水肿。

56 号题

1. 女子胞与脏腑经脉的关系。

2. 淡白舌的主病是什么?

3. 功能活血调经,利水消肿,为妇科经产要药的中药是哪一种?

(共 6 题,4 ～ 6 题见下一试题页)

1. 女子胞与脏腑经脉的关系。

（1）与天癸的关系：天癸，是肾精、肾气充盈到一定程度时体内出现的一种精微物质，有促进生殖器官发育成熟、女子月经来潮及排卵、男子精气溢泻，因而具备生殖能力的作用。

（2）与经脉的关系：女子胞与冲、任、督、带及十二经脉，均有密切关系。其中与冲脉和任脉联系最紧密，有"冲为血海""冲为十二经脉之海""任主胞胎"之说。

（3）与脏腑的关系：女子以血为本，经水为血液所化，月经的来潮和周期，以及孕育胎儿，均离不开气血的充盈和血液的正常运行。而心主血，肝藏血，脾胃为气血生化之源又主统血，肾藏精，关乎天癸，且精能化血。因此五脏之中，女子胞与心、肝、脾、肾的关系尤为密切。

2. 淡白舌的主病是什么？

主气血两虚和阳虚。其中淡白而瘦薄为气血两虚，淡白而胖嫩为阳虚。

3. 功能活血调经，利水消肿，为妇科经产要药的中药是哪一种？并说明其性能和主治病证。

药名：益母草。

性能：苦、辛，微寒。归心包、肝、膀胱经。

主治病证：①血滞经闭，痛经，经行不畅，产后恶露不尽，瘀滞腹痛。②水肿，小便不利。③跌打损伤，疮痈肿毒，皮肤瘾疹。

56 号题

4.桑菊饮的组成、功用、主治和配伍特点是什么？

5.某女突然仆倒，意识丧失，不省人事，强直抽搐，口吐涎沫，两目上视，移时苏醒，醒后一如常人，患者所患何病？

6.小儿肺炎喘嗽的病因病机。

答题要求：根据你所抽题目的要求，进行口头回答，时间 20 分钟。

4. 桑菊饮的组成、功用、主治和配伍特点是什么？

方歌：桑菊饮中桔杏翘，芦根甘草薄荷饶，疏风宣肺轻宣剂，风温咳嗽服之消。

组成：桑叶二钱五分，菊花一钱，杏仁二钱，连翘一钱五分，薄荷八分，苦桔梗二钱，生甘草八分，苇根二钱。

功用：疏风清热，宣肺止咳。

主治：风温初起，邪客肺络证。但咳，身热不甚，口微渴，脉浮数。

配伍特点：肃肺止咳力大，解表清热作用较弱，为"辛凉轻剂"。

5. 某女突然仆倒，意识丧失，不省人事，强直抽搐，口吐涎沫，两目上视，移时苏醒，醒后一如常人，患者所患何病？

诊断：痫病。

中风与痫病均有昏仆倒地。中风则仆地无声，一般无四肢抽搐及口吐涎沫的表现。中风患者昏仆倒地，其神昏症状严重，持续时间长，难以自行苏醒，需及时治疗方可逐渐清醒。中风多伴有半身不遂、口舌歪斜等症。痫病为阵发性神志异常的疾病，猝发仆地时常口中作声，如猪羊啼叫，四肢频抽而口吐白沫。痫病之神昏多为时短暂，移时可自行苏醒，醒后一如常人，或留有轻度头昏、乏力等症，但可再发。

6. 小儿肺炎喘嗽的病因病机。

外因为感受风邪，或由其他疾病传变而来；内因为小儿肺脏娇嫩，卫外不固。外感风邪，由口鼻或皮毛而入，侵犯肺卫，致肺失清肃，闭郁不宣，化热灼津，炼液成痰，阻于气道，肃降无权，从而出现咳嗽、气促、痰壅、鼻扇、发热等肺气郁闭的证候，发为肺炎喘嗽。

57 号题

1. 肺的生理特性及其含义。

2. 问二便着重问哪些内容?

3. 五加皮和桑寄生的比较。

（共 6 题，4 ～ 6 题见下一试题页）

1. 肺的生理特性及其含义。

①肺为华盖：肺位于胸腔，覆盖五脏六腑之上，位置最高，因而有"华盖"之称。

②肺为娇脏：肺脏生理上清虚而娇嫩，吸之则满，呼之则虚，为脏腑之华盖，百脉之所朝会；病理上，外感六淫之邪从皮毛或口鼻而入，常易犯肺为病；其他脏腑病变，亦常累及于肺。

③肺主宣发与肃降：肺主宣发是指肺气具有向上升宣和向外周布散的作用；肺主肃降是指肺气具有向内向下清肃通降的作用。

2. 问二便着重问哪些内容？

问二便，是询问患者大小便的有关情况，如大小便的性状、颜色、气味、便量多少、排便的时间、两次排便的间隔时间、排便时的感觉及排便时伴随症状等。

询问二便的情况可以判断机体消化功能的强弱，津液代谢的状况，同时也是辨别疾病的寒热虚实性质的重要依据。

3. 五加皮和桑寄生的比较。

五加皮和桑寄生二药均能祛风湿、补肝肾、强筋骨，用治风湿痹证，筋骨痿软。五加皮温补，用治小儿行迟、体虚乏力；并利水，治水肿、脚气。桑寄生还可固冲任、安胎，用治崩漏经多、妊娠漏血、胎动不安。

57 号题

4. 五苓散的功用是什么？该方的主治是什么？该方的现代应用是什么？

5. 儿童哮喘的诊断标准。

6. 三阴交的主治有哪些？针刺禁忌是什么？

答题要求：根据你所抽题目的要求，进行口头回答，时间 20 分钟。

4.五苓散的功用是什么？该方的主治是什么？该方的现代应用是什么？

功用：利水渗湿，温阳化气。

主治：膀胱气化不利之蓄水证。小便不利，头痛微热，烦渴欲饮，甚则水入即吐；或脐下动悸，吐涎沫而头目眩晕；或短气而咳；或水肿、泄泻。舌苔白，脉浮或浮数。

现代应用：常用于急慢性肾炎水肿、肝硬化腹水、心源性水肿、急性肠炎、尿潴留、脑积水等属水湿内停者。

5.儿童哮喘的诊断标准。

（1）多有婴儿期湿疹史、过敏史、家族哮喘史。

（2）有反复发作的病史。发作多与某些诱发因素有关，发作之前多有喷嚏、鼻塞、咳嗽等先兆。

（3）常突然发作，发作时咳嗽阵作，喘促，气急，喉间痰鸣，甚至不能平卧，烦躁不安，口唇青紫。

（4）肺部听诊两肺可闻及哮鸣音，以呼气时明显，呼气延长。若支气管哮喘有继发感染，可闻及湿啰音。

（5）实验室检查：外周血嗜酸性粒细胞增高。肺功能测定显示换气率和潮气量降低，残气量增加。

6.三阴交的主治有哪些？针刺禁忌是什么？

主治：①肠鸣腹胀、腹泻等脾胃虚弱诸证。②月经不调、带下、阴挺、不孕、滞产等妇科病证。③遗精、阳痿、遗尿等生殖泌尿系统疾患。④心悸、失眠、高血压。⑤下肢痿痹。⑥阴虚诸证。

针刺禁忌：孕妇禁针。

58 号题

1. 简述人体之气的功能和分类。

2. 何谓脉象的胃、神、根?

3. 试述广藿香和佩兰的异同。

（共 6 题，4～6 题见下一试题页）

1. 简述人体之气的功能和分类。

气的功能包括：推动作用、温煦作用、防御作用、固摄作用和气化作用。

气的分类：元气、宗气、营气和卫气。

2. 何谓脉象的胃、神、根？

胃、神、根，是中医切诊中所指的平脉这一脉象所具有的三个特点。平脉是指正常人的脉象。总的概括为，有胃即脉来和缓、从容、流利；有神即应指脉律整齐，柔和有力；有根即尺脉有力，沉取不绝。

3. 试述广藿香和佩兰的异同。

二药皆味辛气香，能芳香化湿、发表解暑，用于湿阻中焦、外感暑湿或湿温初起，常相须为用。广藿香微温不燥，辛散发表而不峻烈，为芳香化湿之要药；且解表之力较强，外感表证多用；又可化湿和中止呕，最宜用于湿浊中阻之恶心呕吐。佩兰性平，发表之力弱于广藿香，以化湿辟秽为主，可用于脾经湿热，口中甜腻、多涎。

58号题

4.治疗肾阴虚的基础方是什么？该方的辨证要点是什么？本方的配伍特点是什么？

5.胸痹心血瘀阻证的临床表现是什么？其治法及常用代表方剂是什么？

6.什么是鹅口疮？其发病的特点如何？

答题要求：根据你所抽题目的要求，进行口头回答，时间20分钟。

4.治疗肾阴虚的基础方是什么？该方的辨证要点是什么？本方的配伍特点是什么？

基础方：六味地黄丸。

辨证要点：腰膝酸软，头晕目眩，口燥咽干，舌红少苔，脉沉细数。

配伍特点：①六药合用，三补三泻，其中补药的用量重于泻药，是以补为主。②肝、脾、肾三阴并补，以补肾阴为主。

5.胸痹心血瘀阻证的临床表现是什么？其治法及常用代表方剂是什么？

临床表现：心胸疼痛，如刺如绞，痛有定处，入夜为甚，甚则心痛彻背，背痛彻心，或痛引肩背，伴有胸闷，日久不愈，可因暴怒、劳累而加重，舌质紫暗，有瘀斑，苔薄，脉弦涩。

治法：活血化瘀，通脉止痛。

常用代表方剂：血府逐瘀汤。

6.什么是鹅口疮？其发病的特点如何？

（1）鹅口疮是以口腔、舌上漫生白屑为主要临床特征的一种口腔疾病。因其状如鹅口，故称鹅口疮；因其色白如雪片，故又名"雪口"。

（2）发病特点：本病一年四季均可发生。多见于新生儿，久病体弱者，或长期使用抗生素、激素患儿。

59号题

1. 简述津液的概念及分类。
2. 厌食的表现及临床意义。
3. 薏苡仁的性能、功效、主治病证和用法。

（共6题，4～6题见下一试题页）

1. 简述津液的概念及分类。

津液，是机体一切正常水液的总称，包括各脏腑、形体、官窍的内在液体及其正常的分泌物。津液是构成人体和维持生命活动的基本物质之一。

津液是津和液的总称。质地较清稀，流动性较大，布散于体表皮肤、肌肉和孔窍，并能渗入血脉之内，起滋润作用的，称为津。质地较浓稠，流动性较小，灌注于骨节、脏腑、脑、髓等，起濡养作用的，称为液。

2. 厌食的表现及临床意义。

（1）厌食，兼脘腹胀满、嗳气酸腐、舌苔厚腻者，多属食滞胃肠。

（2）厌食油腻之物，兼脘腹痞闷、呕恶便溏、肢体困重者，多属湿热蕴脾。

（3）厌食油腻厚味，伴胁肋胀痛灼热、口苦泛呕、身目发黄者，为肝胆湿热。

（4）妇女在妊娠早期，若有择食或厌食反应，多为冲气上逆，胃失和降。

（5）妇女妊娠期，反复出现恶心呕吐，厌食，甚至食入即吐，多为妊娠恶阻。

3. 薏苡仁的性能、功效、主治病证和用法。

性能：甘、淡，凉。归脾、胃、肺经。

功效：利水渗湿，健脾止泻，除痹，排脓。

主治病证：①水肿，小便不利，脚气浮肿。②脾虚泄泻。③湿痹拘挛。④肺痈，肠痈。

用法：煎服。清利湿热宜生用，健脾止泻宜炒用。

59 号题

4.症见发热微恶风寒，无汗或者有汗不畅，头痛口渴，咳嗽咽痛，舌尖红，苔薄黄，脉浮数，宜选用何种方剂？该方功效是什么？配伍特点是什么？

5.不寐的病机是什么？其辨证要点是什么？

6.口疮心火上炎证的辨证要点、治法和使用方剂。

答题要求：根据你所抽题目的要求，进行口头回答，时间 20 分钟。

4. 症见发热微恶风寒，无汗或者有汗不畅，头痛口渴，咳嗽咽痛，舌尖红，苔薄黄，脉浮数，宜选用何种方剂？该方功效是什么？配伍特点是什么？

方剂：银翘散。

功效：辛凉解表，清热解毒。

配伍特点：辛凉中配伍少量辛温之品，既有利于透邪，又不悖辛凉之旨。疏散风邪与清热解毒相配，外散风热，内清热毒。

5. 不寐的病机是什么？其辨证要点是什么？

不寐的病机总属阳盛阴衰，阴阳失交，一为阴虚不能纳阳，一为阳盛不得入于阴。

辨证要点，一辨虚实，二辨病位：病位主要在心，且与肝、胆、脾、胃、肾阴阳气血失调相关。

6. 口疮心火上炎证的辨证要点、治法和使用方剂。

心火上炎证可见舌上、舌边溃烂，色赤疼痛，饮食困难，心烦不安，口干欲饮，小便短黄，舌尖红，苔薄黄，指纹紫，脉细数。治法：清心凉血，泻火解毒。使用方剂：泻心导赤散。

60号题

1. 简述气与血之间的关系。

2. 渴不多饮的临床意义。

3. 风寒感冒而兼脾胃湿困，见恶寒发热，呕吐腹泻之阴暑证，宜选用的药物是什么？其功效是什么？

（共6题，4～6题见下一试题页）

1. 简述气与血之间的关系。

气与血之间的关系可以概括为"气为血之帅，血为气之母"，包括：①气能生血。②气能行血。③气能摄血。④血能养气。⑤血能载气。

2. 渴不多饮的临床意义。

（1）渴不多饮，兼身热不扬、头身困重、苔黄腻者，属湿热证。

（2）口渴饮水不多，兼身热夜甚、心烦不寐、舌红绛者，属温病营分证。

（3）渴喜热饮，饮水不多，或饮后即吐者，多为痰饮内停。

（4）口干但欲漱水而不欲咽，兼面色黧黑，或肌肤甲错者，多为瘀血内停。

3. 风寒感冒而兼脾胃湿困，见恶寒发热，呕吐腹泻之阴暑证，宜选用的药物是什么？其功效是什么？

药名：香薷。

功效：发汗解表，化湿和中。

60 号题

4.白虎汤中药物组成是什么？本方的功用是什么？应用该方的辨证要点是什么？

5.内伤头痛的分型有哪些，治疗方剂是什么？

6.小儿泄泻的辨证分型有几种？

答题要求：根据你所抽题目的要求，进行口头回答，时间 20 分钟。

4. 白虎汤中药物组成是什么？本方的功用是什么？应用该方的辨证要点是什么？

组成：知母、石膏、炙甘草、粳米。

功用：清热生津。

辨证要点：伤寒阳明热盛，或温病热在气分证。壮热面赤，烦渴引饮，口舌干燥，大汗出，脉洪大有力。

5. 内伤头痛的分型有哪些，治疗方剂是什么？

肝阳证：天麻钩藤饮；血虚证：加味四物汤；气虚证：益气聪明汤；肾精亏虚证：大补元煎；痰浊阻窍证：半夏白术天麻汤；瘀血证：通窍活血汤。

6. 小儿泄泻的辨证分型有几种？

小儿泄泻分为常证和变证。常证分为湿热泻证、风寒泻证、伤食泻证、脾虚泻证、脾肾阳虚泻证。变证分为气阴两伤证、阴竭阳脱证。

61 号题

1. 如何理解"夺血者无汗，夺汗者无血"？
2. 假神的概念及临床表现。
3. 简述滑脉的脉形特征及主病。

（共 6 题，4～6 题见下一试题页）

1. 如何理解"夺血者无汗，夺汗者无血"？

这句话叙述的是血与津液之间的关系。血和津液都由饮食水谷精微所化生，都具有滋润濡养作用。二者之间可以相互资生、相互转化。二者病理上"盛则同盛，衰则俱衰"，因此《素问·营卫生会》记载"夺血者无汗，夺汗者无血"。

2. 假神的概念及临床表现。

概念：假神是垂危患者出现精神暂时好转的假象，是临终前的预兆，并非佳兆。

临床表现：久病重病之人，本已失神，但突然精神转佳，目光转亮，语言不休，想见亲人；或病至语声低微断续，忽而清亮起来；或原来面色晦暗，突然颧赤如妆；或原来毫无食欲，忽然食欲增强。

3. 简述滑脉的脉形特征及主病。

脉应指圆滑，像珠子般地旋转滚动，有种流畅、轻快的感觉。主病包括痰饮、食滞、实热、妊娠等。

61 号题

4. 香薷饮和新加香薷饮临床辨证的区别是什么?

5. 腰阳关是哪条经脉上的腧穴?主要治疗什么疾病?

6. 痢疾为什么初痢宜通,久痢宜补宜涩?

答题要求:根据你所抽题目的要求,进行口头回答,时间 20 分钟。

4. 香薷饮和新加香薷饮临床辨证的区别是什么?

香薷饮主治阴暑。症见恶寒发热,头痛身痛,无汗,腹痛吐泻,胸脘痞闷,舌苔白腻,脉浮。

新加香薷饮主治暑温夹湿,复感外寒证。症见发热头痛,恶寒无汗,口渴面赤,胸闷不舒,舌苔白腻,脉浮而数。

5. 腰阳关是哪条经脉上的腧穴? 主要治疗什么疾病?

定位:腰阳关属于督脉腧穴,位于后正中线上,第4腰椎棘突下凹陷中。

主治:①腰骶疼痛,下肢痿痹。②月经不调、赤白带下等妇科病证。③遗精、阳痿等男科病证。

6. 痢疾为什么初痢宜通,久痢宜补宜涩?

治痢不外通涩两法,大都初痢宜通,久痢宜涩(清·程杏轩《程杏轩医案》)。痢疾一证,一般初病多实,久病多虚。实者治宜通利,虚者治宜固涩,故曰治痢不外通、涩两法。

62 号题

1. 何谓经络？经络系统的组成有哪些？
2. 失眠的临床表现及意义。
3. 车前子的性能、功效、主治病证和用法。

（共 6 题，4～6 题见下一试题页）

1. 何谓经络？经络系统的组成有哪些？

经络是经脉和络脉的总称，是运行全身气血，联络脏腑形体官窍，沟通上下内外，感应传导信息的通路系统，是人体结构的重要组成部分。

经络系统由经脉、络脉和连属组织三部分组成。经脉包括十二正经、奇经八脉和十二经别；络脉包括十五别络、浮络和孙络；连属组织包括十二经筋和十二皮部。

2. 失眠的临床表现及意义。

失眠是指患者经常不易入睡，或睡而易醒不能再睡，或睡而不酣时易惊醒，甚至彻夜不眠的病证，常伴有多梦，又称"不寐"或"不得眠"。

（1）不易入睡，甚至彻夜不眠，兼心烦不寐者，多见于心肾不交。

（2）睡后易醒，不易再睡，兼心悸、便溏者，多见于心脾两虚。

（3）睡眠时时惊醒，不易安卧者，多见于胆郁痰扰。

（4）夜卧不安，腹胀嗳气酸腐者，多为食滞内停。

3. 车前子的性能、功效、主治病证和用法。

性能：甘，寒。归肝、肾、肺、小肠经。

功效：清热利尿通淋，渗湿止泻，明目，祛痰。

主治病证：①淋证，水肿。②泄泻。③目赤肿痛，目暗昏花。④痰热咳嗽。

用法：煎服，包煎。

62 号题

4.治疗肝肾阴虚的基础方是什么？该方的辨证要点是什么？本方的配伍特点是什么？

5.胁痛的诊断依据是什么？它的分型、治法和代表方剂是什么？

6.试述中风中经络的治法和针灸取穴。

答题要求：根据你所抽题目的要求，进行口头回答，时间 20 分钟。

4. 治疗肝肾阴虚的基础方是什么？该方的辨证要点是什么？本方的配伍特点是什么？

代表方：一贯煎。

辨证要点：肝肾阴虚，肝气郁滞证。胸脘胁痛，吞酸吐苦，咽干口燥，舌红少津，脉细弱或虚弦。亦治疝气瘕聚。

配伍特点：本方证由肝肾阴虚，肝体失养，肝气郁滞，横逆犯胃，肝胃失和所致。治宜滋阴疏肝。故方中重用生地黄滋阴养血，补益肝肾为君，因肝藏血，肾藏精，乙癸同源，精血互生，故内寓滋水涵木之意。

5. 胁痛的诊断依据是什么？它的分型、治法和代表方剂是什么？

胁痛是以一侧或两侧胁肋部疼痛为主要表现的病证。证型分为：

（1）肝郁气滞证。治法：疏肝理气。方剂：柴胡疏肝散。

（2）肝胆湿热证。治法：清热利湿。方剂：龙胆泻肝汤。

（3）瘀血阻络证。治法：祛瘀通络。方剂：血府逐瘀汤或复元活血汤。

（4）肝络失养证。治法：养阴柔肝。方剂：一贯煎。

6. 试述中风中经络的治法和针灸取穴。

治法：疏通经络，醒脑调神。取督脉、手厥阴及足太阴经穴为主。

主穴：水沟、内关、三阴交、极泉、尺泽、委中。

63 号题

1. "阳脉之海""阴脉之海""十二经脉之海"分别指什么？

2. 目眩的概念和临床意义。

3. 虎杖的功效和主治病证。

（共 6 题，4～6 题见下一试题页）

1. "阳脉之海" "阴脉之海" "十二经脉之海" 分别指什么?

督脉能够调节阳经气血,故有"阳脉之海"之称。任脉能调节阴经气血,故有"阴脉之海"之称。冲脉能调节十二经脉气血,故称"十二经脉之海"。

2. 目眩的概念和临床意义。

目眩是指患者自觉视物旋转动荡,如在舟车之上,或眼前如有蚊蝇飞动的症状。实者,多因肝阳上亢、肝火上炎、肝阳化风及痰湿上蒙清窍所致;虚者,多因气虚、血亏、阴精不足,目失充养所致。

3. 虎杖的功效和主治病证。

功效:利湿退黄,清热解毒,散瘀止痛,化痰止咳。

主治病证:①湿热黄疸,淋浊,带下。②水火烫伤,痈肿疮毒,毒蛇咬伤。③经闭,癥瘕,跌打损伤。④肺热咳嗽。

63 号题

4.患者牙痛牵引头痛，面颊发热，其齿喜冷恶热，牙龈红肿溃烂，口气热臭，口干舌燥，舌红苔黄，脉滑数。请问适用的方剂是什么？说明其组成、功效、主治和配伍特点。

5.痰浊头痛的辨证要点、治法和适用方剂。

6.病案：患儿以自汗为主，伴盗汗，以头部、肩背部汗出明显，活动尤甚，神疲乏力，面色少华，平时易患感冒，舌质淡，苔薄白，脉细弱。试问其诊断证型、治法和方剂。

答题要求：根据你所抽题目的要求，进行口头回答，时间 20 分钟。

4. 患者牙痛牵引头痛，面颊发热，其齿喜冷恶热，牙龈红肿溃烂，口气热臭，口干舌燥，舌红苔黄，脉滑数。请问适用的方剂是什么？说明其组成、功效、主治和配伍特点。

方剂：清胃散（《脾胃论》）。

方歌：清胃散用升麻连，当归生地牡丹全，或加石膏清胃热，口疮吐衄与牙宣。

组成：生地黄、当归身各三分，牡丹皮半钱，黄连六分（夏月倍之，大抵黄连临时增减无定），升麻一钱。

功用：清胃凉血。

主治：胃火牙痛。

配伍特点：黄连得升麻，降中寓升，则泻火而无凉遏之弊；升麻得黄连，升中有降，则散火而无升焰之虞。

5. 痰浊头痛的辨证要点、治法和适用方剂。

辨证要点：头痛昏蒙，胸脘满闷，纳呆呕恶，舌苔白腻，脉滑或弦滑。

治法：健脾燥湿，化痰降逆。

方剂：半夏白术天麻汤。

6. 病案：患儿以自汗为主，伴盗汗，以头部、肩背部汗出明显，活动尤甚，神疲乏力，面色少华，平时易患感冒，舌质淡，苔薄白，脉细弱。试问其诊断证型、治法和方剂。

诊断：自汗，肺卫不固证。

治法：益气固表。

方剂：玉屏风散合牡蛎散。

64号题

1.六淫邪气中能够伤津耗气的邪气有哪些?

2.耳鸣、耳聋的临床表现及意义。

3.附子的性能、功效、主治病证、用法用量和使用注意。

（共6题，4～6题见下一试题页）

1. 六淫邪气中能够伤津耗气的邪气有哪些?

暑邪和火热之邪都具有伤津耗气的特性。

2. 耳鸣、耳聋的临床表现及意义。

实证:突发耳鸣,声大如雷,按之鸣声不减,或新病暴聋者。可因肝胆火盛、肝阳上亢、痰火壅结、气血瘀阻、风邪上袭,或药毒损伤耳窍等所致。

虚证:渐起耳鸣,声细如蝉,按之可减,或耳渐失聪而听力减退者。可因肾精亏虚、脾气亏虚、肝阴血不足等引起。

3. 附子的性能、功效、主治病证、用法用量和使用注意。

性能:辛、甘,大热;有毒。归心、肾、脾经。

功效:回阳救逆,补火助阳,散寒止痛。

主治病证:①亡阳虚脱,肢冷脉微。②阳虚内寒证。③寒湿痹证。

用法用量:煎服,3～15g。本品有毒,宜先煎0.5～1小时,至口尝无麻辣感为度。

使用注意:孕妇及阴虚阳亢者忌用。反半夏、瓜蒌、贝母、白蔹、白及。生品外用,内服须炮制。若内服过量,或炮制、煎煮方法不当,可引起中毒。

64 号题

4.普济消毒饮(《东垣试效方》)的组成,方中使用升麻、柴胡的意义。

5.患者,男,65岁。症见心烦不寐,入睡困难,心悸多梦,伴头晕耳鸣,腰膝酸软,潮热盗汗,五心烦热,咽干少津,遗精,舌红少苔,脉细数。试问患者所患何病何证? 其治法和适用方剂分别是什么?

6.面瘫的治法和针灸处方。

答题要求:根据你所抽题目的要求,进行口头回答,时间20分钟。

4.普济消毒饮（《东垣试效方》）的组成，方中使用升麻、柴胡的意义。

方歌：普济消毒蒡芩连，甘桔蓝根勃翘玄，升柴陈薄僵蚕入，大头瘟毒服之痊。

组成：黄芩、黄连各半两，陈皮、生甘草、玄参、柴胡、桔梗各二钱，连翘、板蓝根、马勃、牛蒡子、薄荷各一钱，白僵蚕、升麻各七分。

配伍特点：升麻、柴胡疏散风热，并引诸药上达头面，且寓"火郁发之"之意。

5.患者，男，65岁。症见心烦不寐，入睡困难，心悸多梦，伴头晕耳鸣，腰膝酸软，潮热盗汗，五心烦热，咽干少津，遗精，舌红少苔，脉细数。试问患者所患何病何证？其治法和适用方剂分别是什么？

辨病辨证：不寐，心肾不交证。

治法：滋阴降火，交通心肾。

方剂：六味地黄丸合交泰丸。

6.面瘫的治法和针灸处方。

治法：祛风通络，疏调经筋。取局部穴、手足阳明经穴为主。

处方：攒竹、阳白、四白、颧髎、颊车、地仓、合谷、太冲。

65 号题

1. 瘀血的形成原因有哪些?
2. 恶寒发热的临床表现及意义。
3. 试述青皮和陈皮的异同。

（共 6 题，4 ～ 6 题见下一试题页）

1. 瘀血的形成原因有哪些?

（1）血出致瘀：①各种外伤，如跌打损伤、金刃所伤、手术创伤。②脾不统血、肝不藏血、热灼脉络。③妇女经行不畅、流产。

（2）血行不畅致瘀：①气滞致瘀。②因虚致瘀（气虚而推动无力、阳虚而脉道失于温通、阴虚而脉道失于柔润、津液亏虚而无以充养血脉）。③血寒致瘀。④血热致瘀。

2. 恶寒发热的临床表现及意义。

（1）恶寒重发热轻：是风寒表证的特征。因寒为阴邪，束表伤阳，故恶寒明显。

（2）发热轻而恶风：是伤风表证的特征。因风性开泄，使玄府开张，故自汗恶风。

（3）发热重恶寒轻：是风热表证的特征。因热为阳邪，易致阳盛，故发热明显。

3. 试述青皮和陈皮的异同。

相同点：陈皮和青皮二药均能行气消滞，用于食积气滞，脘腹胀痛。

不同点：陈皮性较平和，归脾、肺经，主理脾肺气滞；并能燥湿化痰，用治脾胃气滞之脘腹胀满，湿痰、寒痰壅肺之咳嗽、胸闷等证。青皮性较峻烈，主归肝、胆、胃经，善疏肝破气，常用于肝气郁结、食积气滞及癥瘕积聚等证。

65 号题

4.症见两胁作痛，头痛目眩，口燥咽干，神疲食少，或月经不调，乳房胀痛，脉弦而虚。请问适用的方剂是什么？说明其功效和组成。

5.胸痹心血瘀阻证的辨证要点、治法和使用方剂。

6.遗尿的治法和针灸处方。

答题要求：根据你所抽题目的要求，进行口头回答，时间 20 分钟。

4.症见两胁作痛，头痛目眩，口燥咽干，神疲食少，或月经不调，乳房胀痛，脉弦而虚。请问适用的方剂是什么？说明其功效和组成。

方剂：逍遥散。

功效：疏肝解郁，养血健脾。

方歌：逍遥散用当归芍，柴苓术草加姜薄，肝郁血虚脾气弱，调和肝脾功效卓。

组成：炙甘草半两，当归、茯苓、芍药、白术、柴胡各一两（烧生姜一块，薄荷少许）。

5.胸痹心血瘀阻证的辨证要点、治法和使用方剂。

辨证要点：心胸疼痛，如刺如绞，痛有定处，入夜为甚，甚则心痛彻背，背痛彻心，或痛引肩背，伴有胸闷，日久不愈，可因暴怒、劳累而加重，舌质暗红，或紫暗，有瘀斑，舌下瘀筋，苔薄，脉弦涩或结、代、促。

治法：活血化瘀，通脉止痛。

方剂：血府逐瘀汤。

6.遗尿的治法和针灸处方。

治法：调理膀胱，温肾健脾。取任脉穴、足太阴经穴及膀胱的背俞穴、募穴为主。

处方：主穴取关元、中极、膀胱俞、三阴交。

66号题

1. 中医认为发病的原理是什么?

2. 红舌的临床意义。

3. 山楂的性能、功效和主治病证。

（共6题，4～6题见下一试题页）

1. 中医认为发病的原理是什么？

（1）正气不足是疾病发生的基础：①正虚感邪而发病。②正虚生邪而发病。③正气强弱可决定发病的证候性质。

（2）邪气是发病的重要条件：①邪气是疾病发生的原因。②影响发病的性质、类型和特点。③影响病情和病位。④某些情况下主导疾病的发生。

（3）邪正相搏的胜负与发病：正胜邪退则不发病；邪胜正负则发病。

2. 红舌的临床意义。

红舌主热证，其中舌红苔黄主实热证，舌红少苔或无苔主阴虚火旺。

3. 山楂的性能、功效和主治病证。

性能：酸、甘，微温。归脾、胃、肝经。

功效：消食健胃，行气散瘀，化浊降脂。

主治病证：①肉食积滞。②泻痢腹痛，疝气痛。③产后瘀阻腹痛、痛经。④高脂血症。

66号题

4. 小柴胡汤（《伤寒论》）的组成、功用、主治和配伍特点。

5. 心虚胆怯证心悸的辨证要点、治法和使用方剂。

6. 胃痛针灸治疗的治法和处方。

答题要求：根据你所抽题目的要求，进行口头回答，时间 20 分钟。

4. 小柴胡汤（《伤寒论》）的组成、功用、主治和配伍特点。

方歌：小柴胡汤和解功，半夏人参甘草从，更加黄芩生姜枣，少阳为病此方宗。

组成：柴胡半斤，黄芩三两，人参三两，炙甘草三两，半夏半升，生姜三两，大枣十二枚。

功用：和解少阳。

主治：伤寒少阳证。妇人中风，热入血室证。黄疸、疟疾，以及内伤杂病而见少阳证者。

配伍特点：透散清泄以和解，升清降浊兼扶正。

5. 心虚胆怯证心悸的辨证要点、治法和使用方剂。

辨证要点：心悸不宁，善惊易恐，坐卧不安，不寐多梦而易惊醒，恶闻声响，食少纳呆，苔薄白，脉细略数或细弦。

治法：镇惊定志，养心安神。

方剂：安神定志丸。

6. 胃痛针灸治疗的治法和处方。

治法：实证——清热利咽，消肿止痛。取手太阴、手阳明经穴为主。虚证——滋阴降火，利咽止痛。取足少阴经穴为主。

处方：①实证：少商、合谷、尺泽、关冲。②虚证：太溪、照海、列缺、鱼际。

67 号题

1. 中医认为发病的类型有几种?

2. 何谓壮热? 其临床意义如何?

3. 仙鹤草的功效和主治病证。

（共 6 题，4 ～ 6 题见下一试题页）

1. 中医认为发病的类型有几种?

感邪即发、徐发、伏而后发、继发、合病与并病、复发。

2. 何谓壮热? 其临床意义如何?

壮热是指患者身发高热,持续不退(体温超过39℃),伴有满面通红、口渴饮冷、大汗出、脉洪大等症,属里实热证。多见于伤寒阳明经证和温病气分阶段。

3. 仙鹤草的功效和主治病证。

功效:收敛止血,止痢,截疟,解毒,补虚。

主治病证:①出血证。②腹泻,痢疾。③疟疾。④痈肿疮毒,阴痒带下。⑤脱力劳伤。

67 号题

4. 十枣汤的用法特点。

5. 肺胀、哮病和喘证的鉴别。

6. 泄泻的治法和针灸处方。

答题要求：根据你所抽题目的要求，进行口头回答，时间 20 分钟。

4. 十枣汤的用法特点。

（1）三味等分为末，或装入胶囊，以大枣 10 枚煎汤送服。

（2）清晨空腹服用，从小量开始，以免量大下多伤正。若服后下少，次日加量。

（3）服药得快下利后，宜食米粥以保养脾胃。

（4）若泻后精神、胃纳俱好，而水饮未尽者，可再投本方；若泻后精神疲乏，食欲减退，则宜暂停攻逐；若患者体虚邪实，又非攻不可者，可用本方与健脾补益剂交替使用，或先攻后补，或先补后攻。

（5）年老体弱者慎用，孕妇忌服。

（6）本方作用峻猛，只可暂用，不可久服。

5. 肺胀、哮病和喘证的鉴别。

三者均以咳而上气、喘满为主症。肺胀可隶属于喘证。哮与喘病久不愈又可发展成为肺胀。肺胀是多种慢性肺系疾病日久积渐而成，除咳喘外，尚有胸部膨满、心悸、唇甲发绀、腹胀肢肿等症状；哮病是反复发作性疾病，以喉中哮鸣有声为特征；喘证是多种急慢性疾病的一个症状，以呼吸气促困难为主要表现。

6. 泄泻的治法和针灸处方。

（1）治法

急性泄泻：除湿导滞，通调腑气。取足阳明、足太阴经穴为主。

慢性泄泻：健脾温肾，固本止泻。取任脉、足阳明、足太阴经穴为主。

（2）处方

急性泄泻：天枢、上巨虚、阴陵泉、水分。

慢性泄泻：神阙、天枢、足三里、公孙。

68号题

1. 中医认为何谓虚？哪些情况下会出现虚的病机？

2. 何谓微热？常见的病机有几种？

3. 郁金的性能、功效、主治病证和使用注意。

（共6题，4～6题见下一试题页）

1. 中医认为何谓虚？哪些情况下会出现虚的病机？

虚是指正气不足，是以正气虚损为矛盾主要方面的一种病理状态。常见于素体虚弱或外感病后期，以及多种慢性病证。

2. 何谓微热？常见的病机有几种？

微热是指发热不高，体温一般在 37～38℃，或仅自觉发热。常见于某些内伤病和温热病的后期。常见的病机：

（1）气虚发热：长期微热，烦劳则甚，兼见少气自汗、倦怠乏力等症。

（2）血虚发热：时有低热，兼面白、头晕、舌淡、脉细等症。

（3）阴虚发热：长期低热，兼颧红、五心烦热。

（4）气郁发热：每因情志不舒而时有微热，兼胸闷、急躁易怒等症。

（5）小儿夏季热：小儿在夏季气候炎热时长期发热不已，兼见烦躁、口渴、无汗、多尿等症。是由于小儿气阴不足，不能适应夏令炎热气候所致。

3. 郁金的性能、功效、主治病证和使用注意。

性能：辛、苦、寒。归肝、肺、心经。

功效：活血止痛，行气解郁，清心凉血，利胆退黄。

主治病证：①气滞血瘀痛证。②热病神昏，癫痫，癫狂。③血热出血证。④肝胆湿热黄疸、胆石症。

使用注意：不宜与丁香、母丁香同用。

68号题

4. 济川煎的功用、主治病证。

5. 喘证表寒肺热证的辨证要点、治法和使用方剂。

6. 缺乳的治法、主穴和配穴。

答题要求：根据你所抽题目的要求，进行口头回答，时间 20 分钟。

4. 济川煎的功用、主治病证。

功用：温肾益精，润肠通便。

主治：肾虚便秘。大便秘结，小便清长，腰膝酸软，头目眩晕，舌淡苔白，脉沉迟。

5. 喘证表寒肺热证的辨证要点、治法和使用方剂。

辨证要点：喘逆上气，胸胀或痛，息粗，鼻扇，咳而不爽，吐痰稠黏，伴形寒，身热，烦闷，身痛，有汗或无汗，口渴，舌苔薄白或罩黄，舌边红，脉浮数或滑。

治法：解表清里，化痰平喘。

方剂：麻杏石甘汤。

6. 缺乳的治法、主穴和配穴。

治法：调理气血，疏通乳络。取足阳明、任脉穴为主。

主穴：乳根、膻中、少泽。

配穴：气血虚弱配足三里、脾俞、胃俞；肝郁气滞配太冲、内关。

69号题

1.何谓"大实有羸状"？并举例说明。

2.试述自汗和盗汗的定义和临床意义。

3.丹参的性能、功效、主治病证和使用注意。

（共6题，4～6题见下一试题页）

1. 何谓"大实有羸状"？并举例说明。

"大实有羸状"是指真实假虚，其病机的本质为"实"，但表现出"虚"的临床假象，故又称"大实有羸状"，如饮食积滞导致的腹泻，其中食积（实）为病变的本质，但是出现泻下（假虚）之象。

2. 试述自汗和盗汗的定义和临床意义。

自汗：醒时经常汗出，活动后尤甚的症状，兼见畏寒、神疲、乏力等症。多见于气虚证和阳虚证。

盗汗：睡时汗出，醒则汗止的症状，兼见潮热、颧红等症。多见于阴虚证。

3. 丹参的性能、功效、主治病证和使用注意。

性能：苦，微寒。归心、肝经。

功效：活血祛瘀，通经止痛，清心除烦，凉血消痈。

主治病证：①月经不调，闭经痛经，产后瘀滞腹痛。②血瘀心痛，脘腹疼痛，癥瘕积聚，跌打损伤，风湿痹证。③热病烦躁神昏，心悸失眠。④疮痈肿毒。

使用注意：不宜与藜芦同用。

69 号题

4.温脾汤的组成、功用、主治病证和配伍特点。

5.冷哮证的辨证要点、治法和使用方剂。

6.瘾疹的治法和针灸处方。

答题要求：根据你所抽题目的要求，进行口头回答，时间 20 分钟。

4. 温脾汤的组成、功用、主治病证和配伍特点。

方歌：温脾参附与干姜，甘草当归硝大黄，寒热并行治寒积，脐腹绞结痛非常。

组成：大黄五两，当归、干姜各三两，附子、人参、芒硝、甘草各二两。

功用：攻下寒积，温补脾阳。

主治：阳虚冷积证。

配伍特点：本方由温补脾阳药与寒下攻积药配伍组成，温通、泻下、补益三法兼备，温阳以祛寒，攻下不伤正，共奏攻下寒积、温补脾阳之功。

5. 冷哮证的辨证要点、治法和使用方剂。

辨证要点：喉中哮鸣如水鸡声，呼吸急促，喘憋气逆，胸膈满闷如塞，咳不甚，痰少咳吐不爽，色白而多泡沫，口不渴或渴喜热饮，形寒怕冷，天冷或受寒易发，面色青晦，舌苔白滑，脉弦紧或浮紧。

治法：宣肺散寒，化痰平喘。

方剂：射干麻黄汤或小青龙汤。

6. 瘾疹的治法和针灸处方。

治法：疏风和营。取手阳明、足太阴经穴为主。

处方：曲池、合谷、血海、膈俞、三阴交。

70 号题

1.何为气逆? 常见的气逆病理表现有哪些?

2.何谓消谷善饥? 其临床意义是什么?

3.试比较五味子和乌梅的异同。

（共 6 题，4～6 题见下一试题页）

1. 何为气逆? 常见的气逆病理表现有哪些?

气逆指气升之太过,或降之不及,以脏腑之气逆上为特征的一种病理状态。

多由情志所伤,或因饮食不当,或因外邪侵犯,或因痰浊壅阻所致,亦有因虚而气机上逆者。气逆最常见于肺、胃和肝等脏腑,若肺气上逆,发为咳逆上气;胃气上逆,发为恶心、呕吐、嗳气、呃逆;肝气上逆,发为头痛头胀、面红目赤、易怒等症,甚则可致咯血、吐血乃至昏厥。

2. 何谓消谷善饥? 其临床意义是什么?

消谷善饥是指患者食欲过于亢盛,进食量多,但食后不久即感饥饿的症状。亦称多食易饥。若消谷善饥,兼多饮多尿、形体消瘦者,多见于消渴;消谷善饥,兼大便溏泄者,多属胃强脾弱;消谷善饥,兼口臭便秘者多属于胃热(火)炽盛。

3. 试比较五味子和乌梅的异同。

二药均能敛肺止咳、涩肠止泻、生津止渴,治疗肺虚久咳、久泻及津伤口渴证。五味子滋肾、固精、敛汗、宁心安神,用于遗精滑精、自汗盗汗、心悸、失眠、多梦等。乌梅安蛔止痛、止血、消疮毒,治疗蛔厥腹痛呕吐、崩漏下血、胬肉外突等。

70号题

4.简述乌梅丸的组成、功用和配伍特点。

5.肺痨虚火灼肺证的辨证要点、治法和使用方剂。

6.疟腮变证的辨证要点、治法和使用方剂。

答题要求：根据你所抽题目的要求，进行口头回答，时间20分钟。

4.简述乌梅丸的组成、功用和配伍特点。

方歌：乌梅丸用细辛桂，黄连黄柏及当归，人参椒姜加附子，清上温下又安蛔。

组成：乌梅三百枚，细辛六两，干姜十两，黄连十六两，当归四两，炮附子六两，蜀椒四两，桂枝六两，人参六两，黄柏六两，蜜。

功用：温脏安蛔。

配伍特点：①酸苦辛并进，使蛔得酸则静，得辛则伏，得苦则下。②寒热并用，邪正兼顾。

5.肺痨虚火灼肺证的辨证要点、治法和使用方剂。

辨证要点：呛咳气急，痰少质黏，或吐痰黄稠量多，时时咯血，血色鲜红，混有泡沫痰涎，午后潮热，骨蒸颧红，五心烦热，盗汗量多，口渴心烦，失眠，性情急躁易怒，或胸胁掣痛，男子可见遗精，女子月经不调，形体日益消瘦。近期曾有与肺痨患者接触史。舌干而红，苔薄黄而剥，脉细数。

治法：滋阴降火。

方剂：百合固金汤合秦艽鳖甲散。

6.痄腮变证的辨证要点、治法和使用方剂。

毒窜睾腹证：腮部肿胀消退后，一侧或双侧睾丸肿胀疼痛，或少腹疼痛，痛时拒按，舌红，苔黄，脉数。

治法：清肝泻火，活血止痛。

方剂：龙胆泻肝汤。

附：综合笔试应试技巧

一、考试形式和分值分布

综合笔试全部采用选择题形式，有 A1、A2、B1 型题。总题量 300 题，内容涉及 9 门课程，即中医基础理论、中医诊断学、中药学、方剂学、中医内科学、中医外科学、中医妇科学、中医儿科学、针灸学，总分共 300 分，180 分及格通过。分值分布见下表：

试卷一	分值（分）	试卷二	分值（分）
中医基础理论	40	中医内科学	30
中医诊断学	30	中医外科学	30
中药学	40	中医妇科学	30
方剂学	40	中医儿科学	30
		针灸学	30
总分	150	总分	150

二、试题举例

1. A1 型题（单句型最佳选择题）

答题说明：每一道试题下面有 A、B、C、D、E 五个备选答案。请从中选择一个最佳答案，并在答题卡上将相应题号的字母涂黑，以示正确答案。

补充说明：一般呈现肯定和否定两种方式。肯定形式就是最佳选择题，否定形式其实是多项选择题的变异形式。

例题：中医学整体观念的内涵是（　　）

A．人体是一个有机的整体

B. 自然界是一个整体

C. 时令、晨昏与人体阴阳相应

D. 五脏与六腑是一个有机整体

E. 人体是一个有机整体，人与自然相统一

答案：E

答案解析：整体观念的内涵包括人体是一个有机整体，人与自然环境相统一两个方面。答案 AD 都是说明人体是一个有机整体，C 说明人与自然相统一，B 不是中医学整体观念的内涵，只有 E 答案涵盖了整体观念的两层含义，故答案选 E。

2. A2 型题（病例摘要型最佳选择题）

答题说明：每道试题由两个以上相关因素组成或以一个简要病例形式出现，其下面都有 A、B、C、D、E 五个备选答案。请从中选择一个最佳答案，并在答题卡上将相应题号的相应字母涂黑，以示正确答案。

例题：患者，男，38 岁。身目发黄，黄色鲜明，腹部痞满，肢体困重，便溏尿黄，身热不扬，舌红苔黄腻，脉濡数。其证候是（   ）

A. 肝胆湿热

B. 大肠湿热

C. 肝火上炎

D. 湿热蕴脾

E. 寒湿困脾

答案：D

答案解析：通过分析病案中患者身目发黄，黄色鲜明，可以判定其为黄疸的阳黄，属于湿热为患，病在肝胆脾胃，故可排除答案 B、C 和 E。腹部痞满，肢体困重，便溏、脉濡数，可知病变在脾，而非肝胆，故答案选 D。